나의 뇌를 웃게 하고 치매를 예방하는
'진인사대천명 + 3고(GO) 관리법'

▶ **진**땀나게 운동하고

매일 운동하는 사람은 알츠하이머병이 생길 확률이 80% 낮다.

▶ **인**정사정없이 담배 끊고

흡연을 시작해 25~30년 정도 지나면 알츠하이머병의 위험이 250% 증가한다.

▶ **사**회 활동과 긍정적인 사고를 많이 하고

혼자서 외롭게 지내는 사람은 치매에 걸릴 확률이 1.5배나 높다.

▶ **대**뇌 활동을 적극적으로 하고

TV 시청 등 수동적인 정신 활동만 하면 인지장애에 걸릴 확률이 10% 증가한다.

▶ **천**박하게 술 마시지 말고

과음과 폭음은 인지장애에 걸릴 확률을 1.7배나 높인다.

▶ **명**을 연장하는 식사를 하라

비만인 사람이 3년 후 치매에 걸릴 확률은 정상 체중인 사람에 비해 1.8배 높다.

▶ **삼**고(三高)조절하기

고혈압, 고혈당(당뇨), 고지혈증을 철저히 조절하는 것이 심혈관 질환 및 치매예방에 도움이 된다.

뇌美인 BASIC 1

− 조은혜, 박종신, 나덕렬 지음 −

치매없는 아름다운 뇌만들기 프로젝트

매일 매일 두뇌 트레이닝이 당신의 뇌를 젊게 만듭니다.
얼굴 관리하듯 뇌 관리하여 치매없이 아름답게 살수 있습니다.
오늘 당신의 생각이, 운동이, 금연이, 끼니가 뇌미인을 만듭니다.

도서출판 뇌미인

일러두기

치매 예방을 위한 두뇌 건강 프로젝트 **'뇌미인 트레이닝 베이직'**

뇌미인 트레이닝 베이직은 노화과정에서 경험하는 인지기능 저하를 예방하고 일상생활에 도움이 되기 위해, 뇌가 담당하는 다양한 인지기능을 골고루 향상시키도록 구성된 인지훈련 프로젝트입니다. 뇌미인 트레이닝 베이직은 아래 표와 같이 좌우 양쪽 페이지로 구성됩니다.
왼쪽 페이지는 일상생활에 적용할 수 있는 과제와 일상 단어들을 학습하는 활동으로 구성되어 있으며, 오른쪽 페이지는 인지기능 영역별로 다양한 인지 문제가 수록되어 있습니다. 주말에는 쉬어갈 수 있도록 재미있는 활동으로 구성되어 있습니다.

요일	왼쪽	오른쪽
월	일기쓰기 단어 학습 / 매일의 계산 문제	주의집중력 과제 매일의 언어 문제
화	일상정보 기억하기 단어 학습 / 매일의 계산 문제	계산력 과제 매일의 언어 문제
수	일기쓰기 단어 학습 / 매일의 계산 문제	시공간능력 과제 매일의 언어 문제
목	일상정보 기억하기 단어 학습 / 매일의 계산 문제	전두엽 / 집행기능 과제 매일의 언어 문제
금 - 1	일기쓰기 단어 학습 / 매일의 계산 문제	기억력 과제(등록)
금 - 2	기억력 과제(회상) 매일의 언어 문제	단어 상기하기
주말	시 읽고 따라 쓰기 / 컬러링 / 그림자 찾기 / 미로 찾기	

두뇌건강을 위해 꾸준히 반복하여 훈련하는 것이 중요합니다. 하루에 20~30분 투자하여 뇌미인 트레이닝 베이직을 꾸준히 공부해나가세요. 답을 여러 번 고쳐 써야 할 수 있으므로 볼펜보다는 연필과 지우개를 사용하여 문제를 푸는 것이 좋습니다.

1
뇌미인 트레이닝 베이직

첫째 주

일기 쓰기

자유롭게 빈칸을 채워서 일기를 완성해 보세요.

- 오늘은 _____ 년 _____ 월 _____ 일 _____ 요일이다.
- 지난주에 가장 신났던 일은 _____ 이었다.
- 어제 _____ 와/과 함께 저녁 식사로 _____ 을/를 먹었다.
- 오늘은 _____ 와/과 함께 점심 식사로 _____ 을/를 먹었다.
- 이번 달에 중요한 행사는 _____ 이다.

동물 단어 땅에 살고 새끼를 낳는 동물(포유류)입니다. 따라 써보세요.

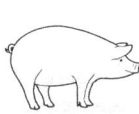	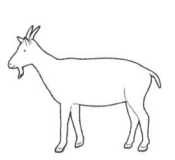	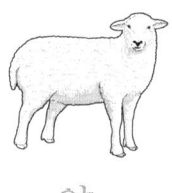	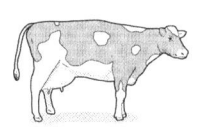
돼지	염소	양	젖소

매일의 계산 문제

① 3 + 4

② 5 + 9

③ 15 + 6

④ 27 + 11

⑤ 17 + 35

⑥ 58 + 45

⑦ 336 + 225

⑧ 284 + 179

숫자 찾아 연결하기

주의집중력

전두엽을 활성화시키는 주의집중력 훈련입니다

아래 숫자들 중에서 숫자 '3'을 모두 찾아 색칠해보세요.
색칠한 것을 연결했을 때 어떤 숫자가 나오는지 맞혀보세요.

9	6	7	4	8	2	1	9	4	5
8	5	3	3	3	3	3	3	1	6
5	4	3	2	6	7	8	3	1	9
2	8	3	7	1	5	4	3	7	2
4	7	3	3	3	3	3	3	8	1
9	2	5	1	6	9	7	3	5	8
6	4	9	7	1	6	8	3	2	5
1	7	2	5	9	4	1	3	4	9
9	2	3	3	3	3	3	3	5	7
1	9	4	5	8	6	8	7	2	6

매일의 언어 문제

"ㄱ"으로 시작하는 두 글자 단어를 10개 이상 적어보세요.

가을

화

월   일

인적 사항

나와 배우자의 인적 사항을 적어보세요.

이름	나 :	배우자 :
생년월일/나이		
주민등록번호		
학력		
휴대폰 번호		
집 주소		
집 전화번호		

동물 단어   땅에 살고 새끼를 낳는 동물(포유류)입니다. 따라 써보세요.

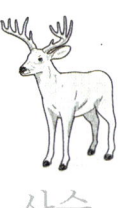	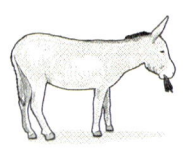	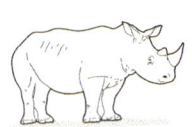	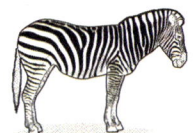
사슴	당나귀	코뿔소	얼룩말

매일의 계산 문제

❶ 9 − 5

❷ 18 − 7

❸ 70 − 3

❹ 68 − 45

❺ 26 − 18

❻ 471 − 86

❼ 393 − 368

❽ 663 − 374

숫자 계산

계산력

왼쪽 두정엽을 활성화시키는 계산력 훈련입니다

〈예시〉처럼 빈 네모 상자 안에 들어갈 알맞은 숫자를 넣어서 아래 계산식을 완성해보세요.

〈예시〉 14 + 18 = 32

32 - 14 = 18

1) 32 + ☐ = 48

2) ☐ + 26 = 63

3) 56 + ☐ = 75

매일의 언어 문제

두 글자씩 짝을 지어 단어를 만들어보세요. (글자 중복 사용가능)

가구   유리

가　유　상
표　　기　리
　　면
　　경　수
우　자　아　구

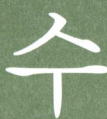

수

월   일

일기 쓰기

자유롭게 빈칸을 채워서 일기를 완성해 보세요.

- 오늘은 ___월 ___일 ___요일이며, 날씨는 ___다.
- 어제 ___시에 ___와/과 함께 ___을/를 했다.
- 오늘 점심에 ___에 가서 ___을/를 했다.
- 오늘 가장 재미있었던 일은 ___이다.
- 내일은 ___을/를 사고, ___을/를 먹을 것이다.

동물 단어 땅에 살고 새끼를 낳는 동물(포유류)입니다. 따라 써보세요.

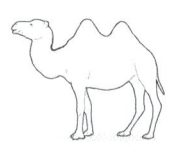	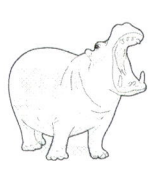	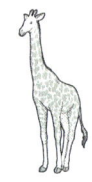	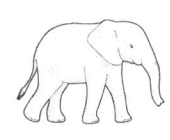
낙타	하마	기린	코끼리

매일의 계산 문제

1. 　　4　　　　2. 　　21　　　　3. 　　17　　　　4. 　　65
　× 　6　　　　　× 　2　　　　　　× 　9　　　　　　× 　4

5. 　　11　　　　6. 　　91　　　　7. 　879　　　　8. 　159
　× 28　　　　　× 13　　　　　　× 　3　　　　　　× 32

글자 회전

시공간 능력

오른쪽 두정엽을 활성화시키는 시공간 능력 훈련입니다

〈예시〉와 같이 글자를 180도로 회전하여 적어보세요.
앞에 사람이 앉아 있다 생각하고, 앞 사람이 봤을 때 올바른 방향의 글자가 되도록
생각하면서 적어보세요. 옅은 선은 따라 써보고 나머지 글자는 직접 써보세요.

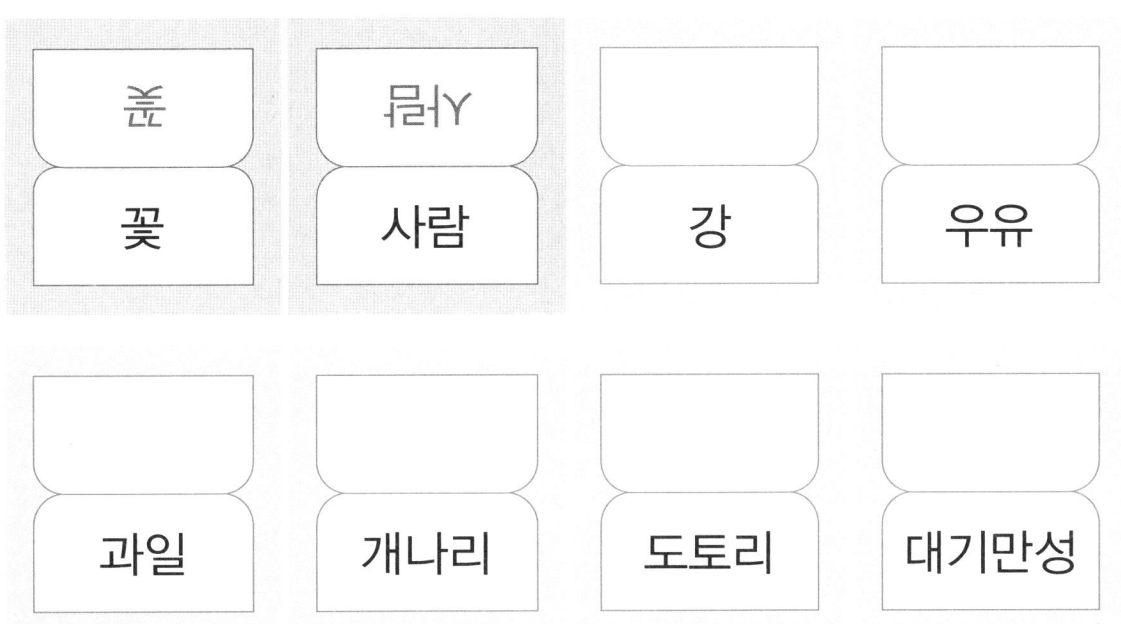

매일의 언어 문제

아래 제시된 초성을 보고 동물 이름을 맞혀보세요.

예: ㅇㅅㅇ → **원숭이**

1 ㅅ�슴
2 ㄷㅈ
3 ㅇ룩ㅁ
4 ㄱ린

5 ㄷ나ㄱ
6 ㄴㅌ
7 ㅋ뼈ㅅ
8 ㅇ소

목

나의 가족

아래 〈표〉에 가족들의 이름과 나이를 적어보세요.

가족	〈예시〉 이름 / 나이	1	2	3	4
형제	김영자 / 75세				
자녀	김미소 / 46세				
손주	유중근 / 18세				

동물 단어
땅에 살고 새끼를 낳는 동물(포유류)입니다. 따라 써보세요.

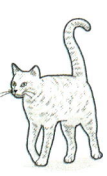
고양이

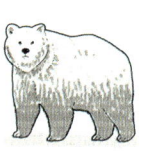
곰

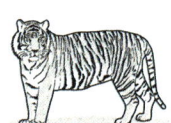
호랑이

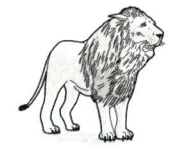
사자

매일의 계산 문제

① $6 \overline{)54}$

② $2 \overline{)64}$

③ $3 \overline{)57}$

④ $7 \overline{)966}$

⑤ $45 \div 9 =$

⑥ $96 \div 3 =$

⑦ $75 \div 5 =$

⑧ $249 \div 3 =$

스도쿠

전두엽 기능

전두엽을 활성화시키는 집행기능 훈련입니다

아래 〈예시〉처럼 [가로 줄], [세로 줄], 굵은 테두리로 둘러 싸인
[작은 4칸의 네모] 안에 1~4의 숫자를 중복되지 않게 한 번씩 채워 넣으세요.

〈예시〉

1	2	4	3
4	3	1	2
2	4	3	1
3	1	2	4

	1		2
3			1
		3	
2		1	3

매일의 언어 문제

알맞은 맞춤법을 찾아 동그라미 치세요.

[예시] 호텔에 (묶다 / **묵다**).

1. 없어졌던 물건을 (**찾다** / 찿다).
2. 급작스레 직장에서 (잘리다 / 짤리다).
3. 신발을 (거꾸로 / 꺼꾸로) 신다.
4. 오늘 날씨는 구름 한점 없이 (맣다 / 맑다).
5. 친구에게 연필을 (갔다 / 갖다) 주다.

금

월 일

일기 쓰기

자유롭게 빈칸을 채워서 일기를 완성해 보세요.

· 오늘은 .... 월 .... 일 .... 요일이며, 계절은 .... 이다.
· 이번 한 주 동안 ...., ..., ... 을/를 만났다.
· 이번 주에 가장 재미있었던 일은 .... 이었다.
· 이번 주말에는 .... 에서 .... 와/과 함께 .... 을/를 할 것이다.
· 다음 주에 중요한 행사는 .... 이/가 있다.

동물 단어 땅에 살고 새끼를 낳는 동물(포유류)입니다. 따라 써보세요.

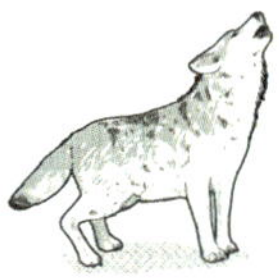
늑대

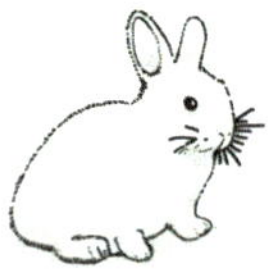
토끼

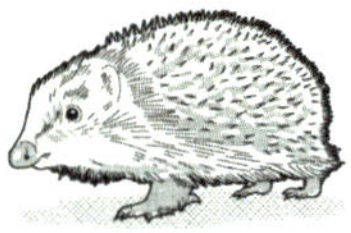
고슴도치

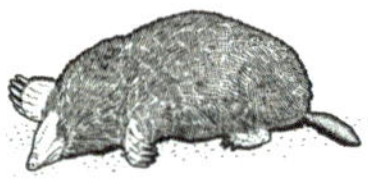
두더지

매일의 계산 문제

① $37 + 42 - 16 =$

② $15 \times 28 + 13 =$

③ $60 \div 5 + 17 =$

④ $48 \div 6 \times 4 =$

⑤ $45 + 67 - 43 - 24 =$

⑥ $14 \times 21 + 45 - 58 =$

⑦ $96 \div 6 + 95 - 35 =$

⑧ $18 \times 26 \div 4 - 25 =$

글자와 위치 기억하기

기억력

측두엽을 활성화시키는 기억력 훈련입니다

가로, 세로 문제 뜻풀이에서 설명하고 있는 알맞은 가전제품 이름을 아래 표 빈칸에 넣어보세요. 빈칸을 모두 채운 후, 각 가전제품 이름과 위치를 기억해 보세요. 뒷장을 넘겨서 기억한 가전제품 이름들을 적어보겠습니다.

		1			
2 전		장			3
			4		기
		5			

가로 문제 뜻풀이

2 전기로 열을 내어 바닥을 따뜻하게 만드는 보온매트

4 더울 때 시원하게 하는 기구로, 날개를 돌려 바람을 일으키는 장치

5 옷이나 천 따위의 주름이나 구김을 펴고 줄을 세우는 데 쓰는 도구

세로 문제 뜻풀이

1 식품을 차게 하거나 부패하지 않도록 저온에서 보관하기 위한 장치

2 간편하게 음식을 데울 때 사용하는 조리기구

3 빨래하는 기계

글자와 위치 기억하기

기억해볼까요? 앞서 기억한 가전제품 이름들을 아래 표의 알맞은 위치에 넣어보세요.

		1		
2 전		장		3
			4	기
		5		

매일의 언어 문제

아래 제시된 초성을 보고 동물 이름을 맞혀보세요.

예: ㅇㅅㅇ → **원숭이**

1 ㅎ 랑 ㅇ
2 ㅅ ㅈ
3 ㄷ 더 ㅈ
4 ㄴ 대

5 ㅌ ㄲ
6 ㄱ 양 ㅇ
7 ㅋ ㄲ ㄹ
8 ㄱ ㅅ ㄷ 치

상기하기

1주차 단어

1) 이번 주는 동물에 대해 알아봤습니다. 다시 상기 해봅시다.
   이번 주에 배운 동물 이름을 생각나는대로 최대한 많이 적어보세요.

   호랑이

2) 아래 글자판에서 이번 주에 배운 동물 이름을 모두 찾아 동그라미 치세요.

돼	낙	타	지	하	코	뿔	소
자	영	얼	기	토	끼	리	고
리	젖	수	코	까	리	어	영
염	소	코	사	슴	고	돼	사
기	랑	토	자	당	고	양	이
까	마	리	하	만	슴	사	장
염	호	당	나	귀	도	기	마
늑	대	나	사	도	치	루	귀

즐거운 주말이 왔습니다

아름다운 名詩를 감상해보세요. 소리내어 읽어 보면 더 좋습니다.

내 마음을 아실 이
― 김영랑 ―

내 마음을 아실 이
내 혼자 마음 날같이 아실 이
그래도 어디나 계실 것이면,

내 마음에 때때로 어리우는 티끌과
속임 없는 눈물의 간곡한 방울방울,
푸른 밤 고이 맺는 이슬 같은 보람을
보밴 듯 감추었다 내어 드리지.

아! 그립다.
내 혼자 마음 날같이 아실 이
꿈에나 아득히 보이는가.

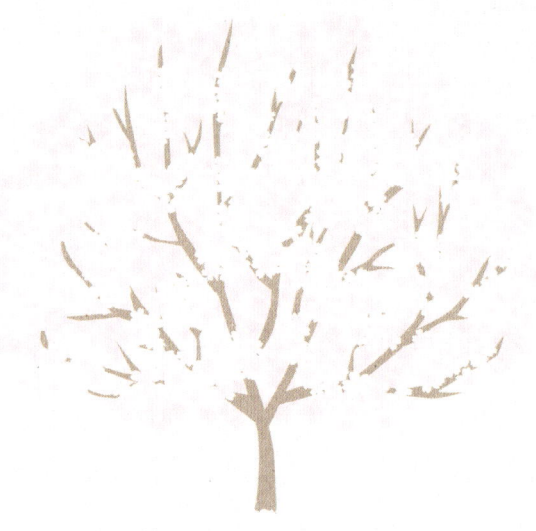

향 맑은 옥돌에 불이 달아
사랑은 타기도 하오련만
불빛에 연긴 듯 희미론 마음은
사랑도 모르리, 내 혼자 마음은.

1주 정답

월

매일의 계산 문제

1. 7
2. 14
3. 21
4. 38
5. 52
6. 103
7. 561
8. 463

숫자 찾아 연결하기

9	6	7	4	8	2	1	9	4	5
8	5	3	3	3	3	3	3	1	6
5	4	3	2	6	7	8	3	1	9
2	8	3	7	1	5	4	3	7	2
4	7	3	3	3	3	3	3	8	1
9	2	5	1	6	9	7	3	5	8
6	4	9	7	1	6	8	3	2	5
1	7	2	5	9	4	1	3	4	9
9	2	3	3	3	3	3	3	5	7
1	9	4	5	8	6	8	7	2	6

매일의 언어 문제

가게, 가능, 각본, 각서, 간격, 간접, 갈대, 갈망, 감동, 감사, 갑부, 강물, 강조, 개념, 개발, 객원, 갱생, 갱신, 거동, 거리, 건설, 건조, 걸음, 검문, 검사, 게시, 게재, 겨레, 겨울, 격리, 격식, 견본, 견해, 결과, 결혼, 겸상, 겸임, 경보, 경제, 계곡, 계단, 고개, 고백, 곡물, 곡예, 곤란, 곤봉, 골무, 골프, 곱셈, 곱창, 곳간, 공간, 공부, 공통, 과거, 과학, 관계, 관리, 괴성, 교실, 교양, 구경, 구름, 국물, 국제, 군대, 군집, 굴뚝, 굴레, 궁궐, 궁금, 권력, 권유, 궤도, 궤변, 귀가, 귀빈, 규범, 규제, 균등, 그늘, 그물, 극기, 극단, 근로, 근육, 글자, 금리, 금연, 급료, 급매, 긍정, 긍지, 기대, 기분, 긴급, 긴박, 길조, 김치 … 등이 있습니다.

화

매일의 계산 문제

1. 4
2. 11
3. 67
4. 23
5. 8
6. 385
7. 25
8. 289

숫자 계산

1. 32 + **16** = 48
2. **37** + 26 = 63
3. 56 + **19** = 75

매일의 언어 문제

가구, 가상, 가수, 가표, 가면, 가경, 상가, 상수, 상표, 상기, 상경, 상자, 상아, 표가, 표상, 표리, 표기, 표면, 유가, 유상, 유수, 유리, 유기, 유자, 유아, 유표, 우유, 우상, 우수, 우아, 우리, 수가, 수유, 수상, 수리, 수면, 수기, 수표, 수구, 수경, 자가, 자유, 자상, 자수, 자리, 자아, 구상, 구리, 구면, 구경, 구기, 기상, 기수, 기표, 기구, 기면, 기자, 기우, 기아, 경유, 경기, 경우, 경아, 아가, 아기, 아우, 아자, 면상, 면자 … 등이 있습니다.

1주 정답

매일의 계산 문제 — 수

1. 24 2. 42 3. 153 4. 260
5. 308 6. 1183 7. 2637 8. 5088

글자 회전

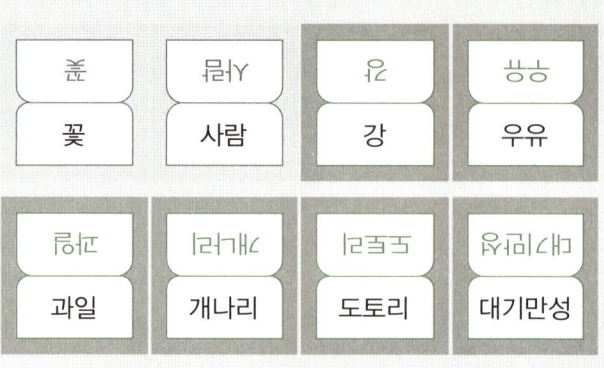

꽃 / 사람 / 강 / 우유
과일 / 개나리 / 도토리 / 대기만성

매일의 언어 문제

1. 사슴 2. 돼지 3. 얼룩말 4. 기린 5. 당나귀 6. 낙타 7. 코뿔소 8. 염소

매일의 계산 문제 — 목

1. 9 2. 32 3. 19 4. 138
5. 5 6. 32 7. 15 8. 83

스도쿠

4	1	3	2
3	2	4	1
1	3	2	4
2	4	1	3

매일의 언어 문제

1. 없어졌던 물건을 (**찾다** / □다).
2. 급작스레 직장에서 (**잘리다** / 짤리다).
3. 신발을 (**거꾸로** / 꺼꾸로) 신다.
4. 오늘 날씨는 구름 한점 없이 (□다 / **맑다**).
5. 친구에게 연필을 (갔다 / **갖다**) 주다.

[참고 : MBC 우리말 나들이 / 국립국어원]

금

매일의 계산 문제

1. 63   2. 433   3. 29   4. 32

5. 45   6. 281   7. 76   8. 92

글자와 위치 기억하기

		¹냉		
²전	기	장	판	³세
자		고		탁
레			⁴선	풍	기
인				
지		⁵다	리	미

매일의 언어 문제

1. 호랑이   2. 사자   3. 두더지   4. 늑대   5. 토끼   6. 고양이   7. 코끼리   8. 고슴도치

상기하기

1. 돼지, 염소, 양, 젖소, 사슴, 당나귀, 코뿔소, 얼룩말, 낙타, 하마, 기린, 코끼리, 고양이, 곰, 사자, 늑대, 토끼, 고슴도치, 두더지

2.
돼	낙	타	지	하	코	뿔	소
자	영	얼	기	토	끼	리	고
리	젖	수	코	까	리	어	영
염	소	코	사	슴	고	돼	사
기	랑	토	자	당	고	양	이
까	마	리	하	만	슴	사	장
염	호	당	나	귀	도	기	마
늑	대	나	사	도	치	루	귀

2
뇌미인 트레이닝 베이직
둘째 주

월

월   일

일기 쓰기

지난 일주일 동안 느꼈던 감정들을 아래에 제시된 단어를 이용하여 문장으로 써보세요.

걱정하다. 귀찮다. 당황스럽다. 감사하다. 기쁘다. 놀라다. 만족스럽다. 반갑다. 부럽다. 벅차다.
서운하다. 슬프다. 뿌듯하다. 사랑스럽다. 상쾌하다. 신나다. 안타깝다. 자랑스럽다. 재미있다. 즐겁다.
지루하다. 화나다. 짜증스럽다. 행복하다. 흐뭇하다. 홀가분하다. 후회스럽다. 감동하다. 좋다.

예) 나는 지난 주 수요일에 친구와 함께 등산을 가서 기분이 매우 좋았다.

동물 단어
땅에 살고 새끼를 낳는 동물(포유류)입니다. 따라 써보세요.

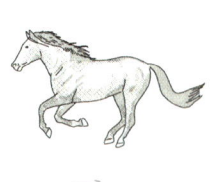 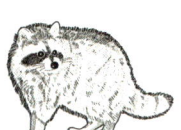 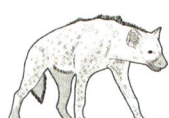 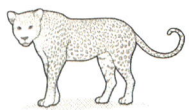

말   너구리   하이에나   표범

매일의 계산 문제

①   5　　②   4　　③   17　　④   12
　+ 1　　　　+ 8　　　　+ 5　　　+ 23

⑤   36　　⑥   16　　⑦ 166　　⑧ 687
　+ 48　　　+ 84　　　+ 193　　+ 256

같은 글자 찾기

주의집중력

전두엽을 활성화시키는 주의집중력 훈련입니다

아래의 〈글자판〉에서 글자 **'달'**을 모두 찾아 색칠해 보세요. 찾은 글자 **'달'**을 모두 연결했을 때 어떤 글자가 나오는지 맞혀보세요.

닷	답	단	당	담	답	닷	당	단	답
담	달	답	닷	당	단	닷	달	답	단
당	달	답	당	닷	담	단	달	당	담
답	달	닷	단	담	닷	답	달	달	단
당	달	달	달	달	당	닷	달	답	단
답	담	닷	담	단	답	당	담	당	닷
단	당	달	담	답	당	닷	단	담	단
담	답	달	당	닷	단	담	당	닷	답
당	단	달	달	달	달	달	달	담	닷
닷	단	답	담	닷	당	당	답	담	답

매일의 언어 문제

"ㄴ" 으로 시작하는 두 글자 단어를 10개 이상 적어보세요.

나무

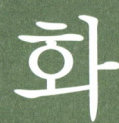

월   일

옛 친구들

당시 사귀었던 친구들의 이름을 적어보세요.

어린시절 / 초등학교	학창시절 / 중·고등학교	성인기 / 대학교	최근

동물 단어 땅에 살고 새끼를 낳는 동물(포유류)입니다. 따라 써보세요.

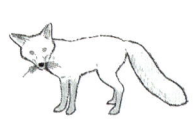	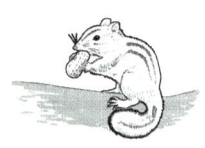	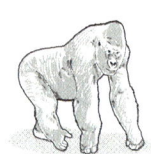	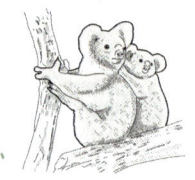
여우	다람쥐	고릴라	코알라

매일의 계산 문제

①   6 − 4

②   19 − 6

③   18 − 9

④   44 − 23

⑤   63 − 15

⑥   311 − 72

⑦   853 − 509

⑧   424 − 239

무게 계산

계산력

왼쪽 두정엽을 활성화시키는 계산력 훈련입니다

아래 표에는 도형들의 무게가 제시되어 있습니다. 저울에 있는 도형들의 총 무게를 계산하여 적어보세요.

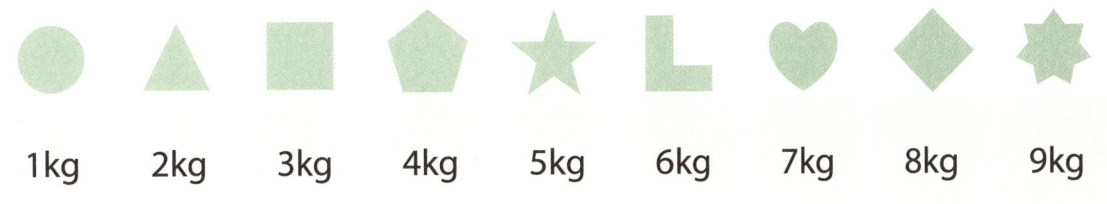

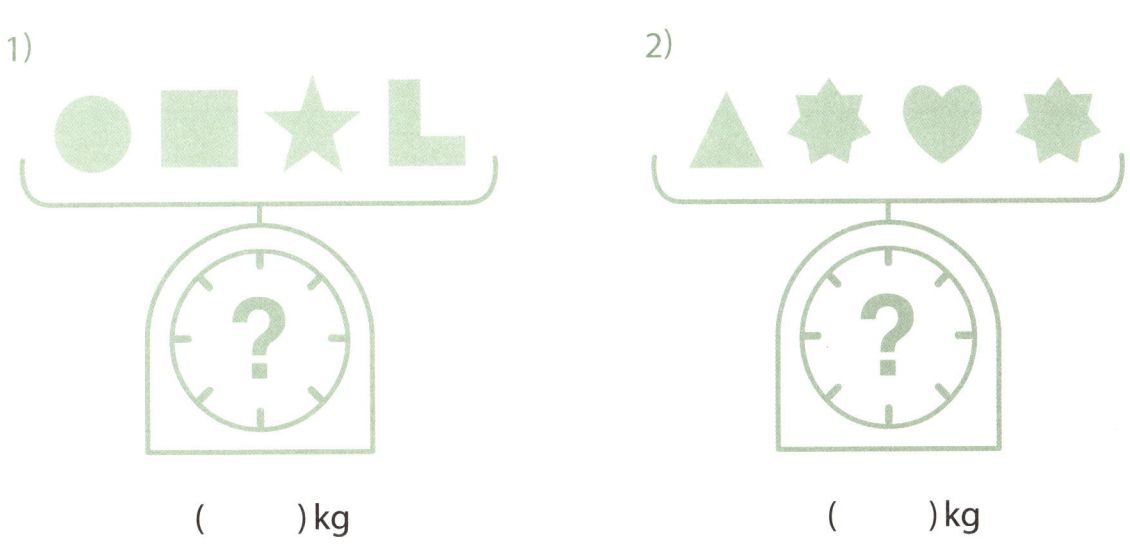

매일의 언어 문제

두 글자씩 짝을 지어 단어를 만들어보세요. (글자 중복 사용가능)

아우   부장

수

월 일

일기 쓰기

자유롭게 빈칸을 채워서 일기를 완성해 보세요.

· 오늘은 .... 월 .... 일 .... 요일이며, 아침 .... 시에 기상했다.

· 어제 참 재미있었던 일은 .... 이었다.

· 오늘 낮에 .... 에 가서 .... 을/를 했다.

· 오늘 본 TV 방송 중에서 .... 이/가 제일 재미있었다.

· 내일 .... 시에 .... 약속이 있다.

동물 단어

땅에 살고 새끼를 낳는 동물(포유류)입니다. 따라 써보세요.

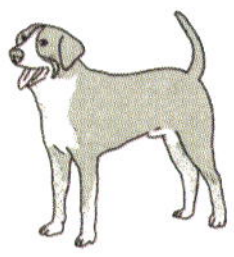

개

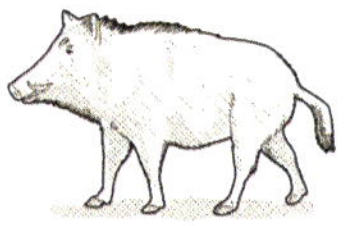

멧돼지

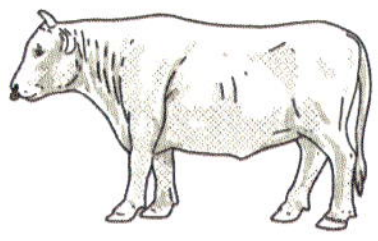

소

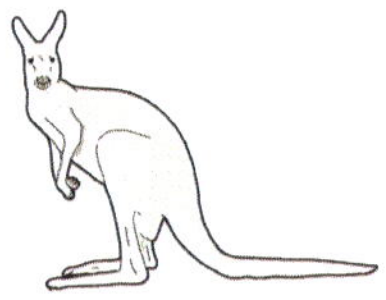

캥거루

매일의 계산 문제

① $\begin{array}{r} 7 \\ \times\ 8 \\ \hline \end{array}$

② $\begin{array}{r} 44 \\ \times\ 2 \\ \hline \end{array}$

③ $\begin{array}{r} 27 \\ \times\ 4 \\ \hline \end{array}$

④ $\begin{array}{r} 59 \\ \times\ 7 \\ \hline \end{array}$

⑤ $\begin{array}{r} 34 \\ \times\ 22 \\ \hline \end{array}$

⑥ $\begin{array}{r} 32 \\ \times\ 65 \\ \hline \end{array}$

⑦ $\begin{array}{r} 517 \\ \times\ 7 \\ \hline \end{array}$

⑧ $\begin{array}{r} 836 \\ \times\ 14 \\ \hline \end{array}$

도형 회전

시공간 능력

오른쪽 두정엽을 활성화시키는 시공간 능력 훈련입니다

아래 〈예시〉처럼 같은 모양의 도형들이 일정한 방향으로 회전되어 있습니다.
회전된 4개의 도형 중에 색깔 토막의 위치가 다른 도형 하나를 찾아보세요.

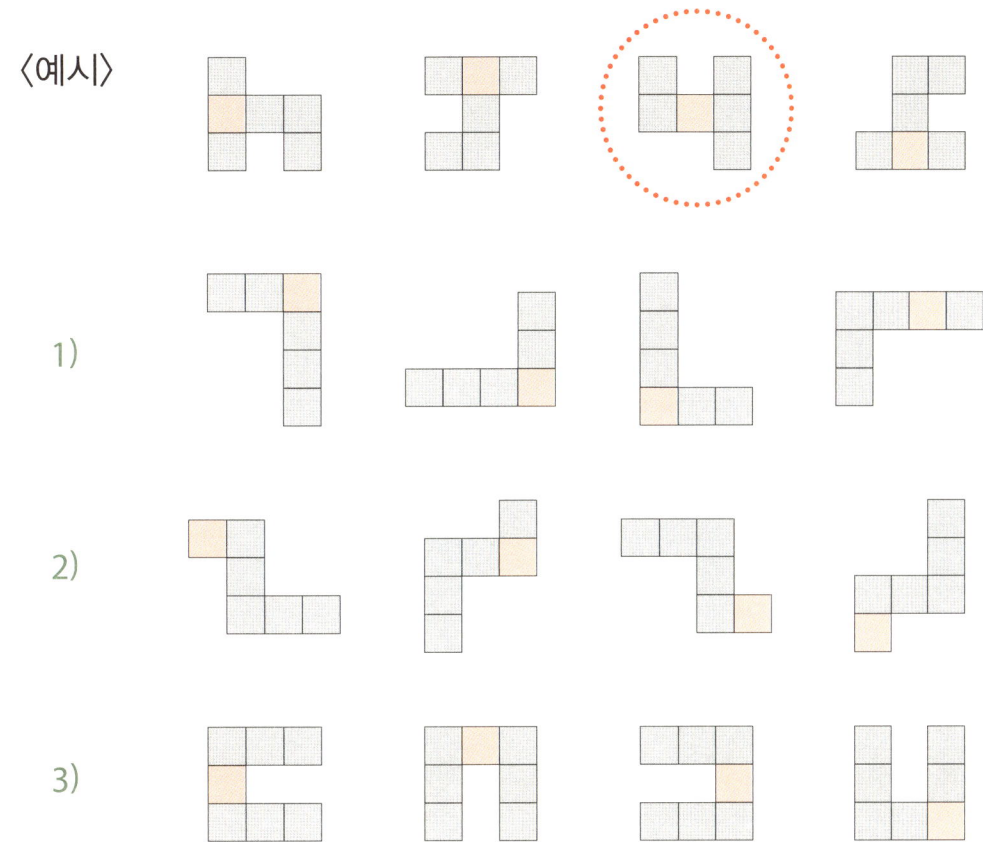

매일의 언어 문제

아래 제시된 초성을 보고 동물 이름을 맞혀보세요.

예: ㅇㅅㅇ ➔ **원숭이**

1 ㄴ ㄱ ㄹ
2 ㅋ ㅇ ㄹ
3 ㄷ람ㅈ
4 ㅋㄱ루

5 ㅍ 범
6 ㅁ 돼 ㅈ
7 ㅇ 우
8 하 ㅇ 에 ㄴ

내가 살았던 곳

과거에 내가 살았던 곳의 주소를 적어보세요.

시기	살았던 곳 (주소)
태어났을 때	
10대	
20대	
30대~40대	
50대~60대	
현재	

동물 단어
땅이나 물속에 살고 알을 낳는 동물(양서류)입니다. 따라 써보세요.

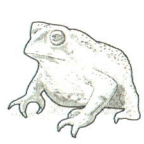 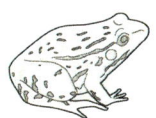 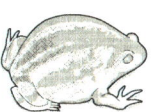 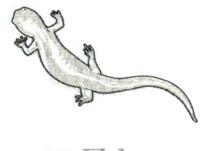

두꺼비 　 개구리 　 맹꽁이 　 도롱뇽

매일의 계산 문제

① 8) 72　　② 3) 39　　③ 3) 75　　④ 5) 545

⑤ 36 ÷ 4 =　　⑥ 68 ÷ 2 =　　⑦ 58 ÷ 2 =　　⑧ 726 ÷ 3 =

규칙 전환

전두엽 기능

전두엽을 활성화시키는 집행기능 훈련입니다

빨간색 숫자는 더 큰 숫자에, 파란색 숫자는 더 작은 숫자에 동그라미 표시하세요.
앞에서부터 차례대로 가능한 한 빠르고 정확하게 해보세요.

| 13 (18) | (21) 33 |

8 6	16 12	14 19	21 15
27 33	28 36	32 17	41 40
28 36	15 43	35 67	14 8
48 32	27 23	10 14	26 44
12 17	24 22	34 29	38 48
17 19	23 31	37 46	25 27
35 33	7 9	22 20	33 39

매일의 언어 문제

알맞은 맞춤법을 찾아 동그라미 치세요.

[예시] 호텔에 (묶다 /(묵다)).

1   (사레 / 사래) 들리다.
2   방향을 (헷갈리다 / 햇갈리다).
3   어젯밤에 (손톱깎이 / 손톱깎기)로 손톱을 깎았다.
4   손으로 길을 (가르치다 / 가리키다).
5   상대방의 (주위/ 주의)를 돌리다.

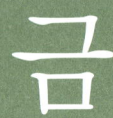

월   일

일기쓰기

자유롭게 빈칸을 채워서 일기를 완성해 보세요.

- 오늘은 _____ 월 _____ 일 _____ 요일이며, 아침 _____ 시에 기상했다.
- 이번 한주 동안 _____ , _____ , _____ , _____ 을/를 샀다.
- 이번 주 월요일부터 금요일까지 총 쓴 돈은 _____ 원이다.
- 이번 주말에는 외식으로 _____ 을/를 먹을 계획이다.
- 다음 주에 가장 기대되는 일은 _____ 이다.

동물 단어 땅이나 물에 살고 알을 낳는 동물(파충류)입니다. 따라 써보세요.

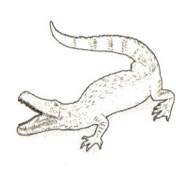	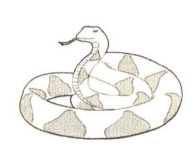	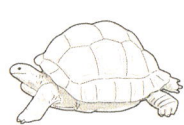	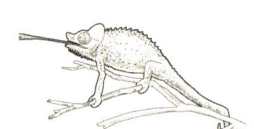
악어	뱀	거북이	카멜레온

매일의 계산 문제

① 62 − 11 + 49 =

② 24 × 16 + 49 =

③ 84 ÷ 3 − 13 =

④ 18 × 5 ÷ 9 =

⑤ 38 − 15 + 29 + 68 =

⑥ 24 × 13 − 32 + 14 =

⑦ 84 ÷ 4 − 13 + 78 =

⑧ 24 × 26 ÷ 6 + 67 =

바둑 위치 기억하기

기억력

측두엽을 활성화시키는 기억력 훈련입니다

아래 바둑판에 있는 각 바둑알의 위치를 기억해보세요. 흑돌과 백돌의 순서를 기억해보면 쉽게 기억할 수 있을 거예요. 뒷장으로 넘겨서 기억한 바둑알의 위치를 그려보세요.

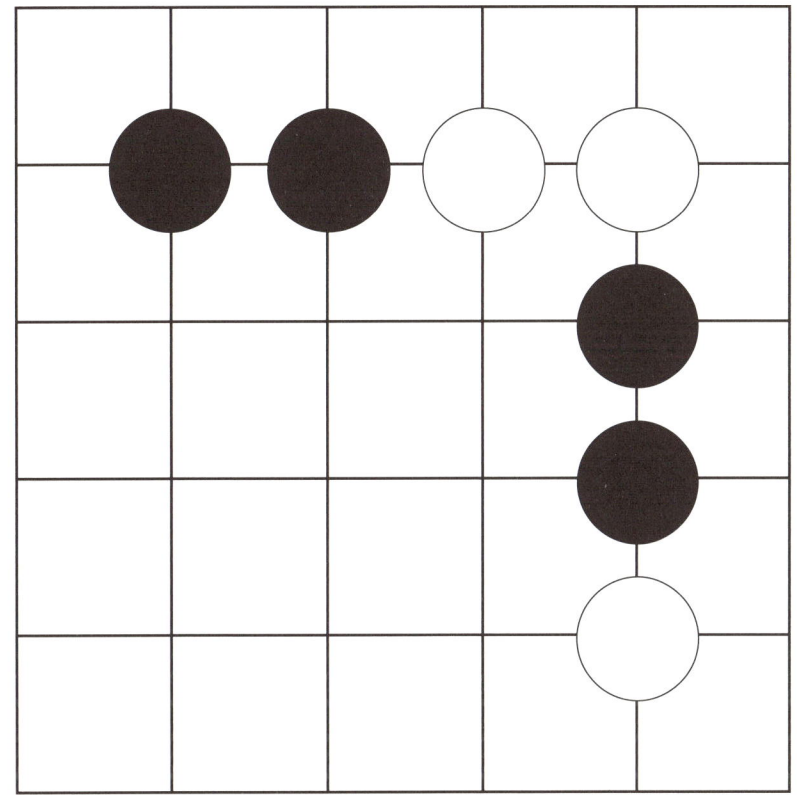

매일의 언어 문제

아래 제시된 초성을 보고 동물 (파충류/양서류) 이름을 맞혀보세요.

예: ㅇㅅㅇ → **원숭이**

1 ㅂ
2 ㄱ ㅜ ㄹ
3 ㅇ 어
4 도 ㄹ ㄴ

5 ㄷ ㄲ 비
6 맹 ㄲ ㅇ
7 ㄱ 북 ㅇ
8 카 ㅁ ㄹ 온

바둑 위치 기억하기

월   일

바둑알의 위치를 기억해볼까요?
아래 예시처럼 앞서 기억했던 바둑알을 바둑판의 알맞은 위치에 그려보세요.

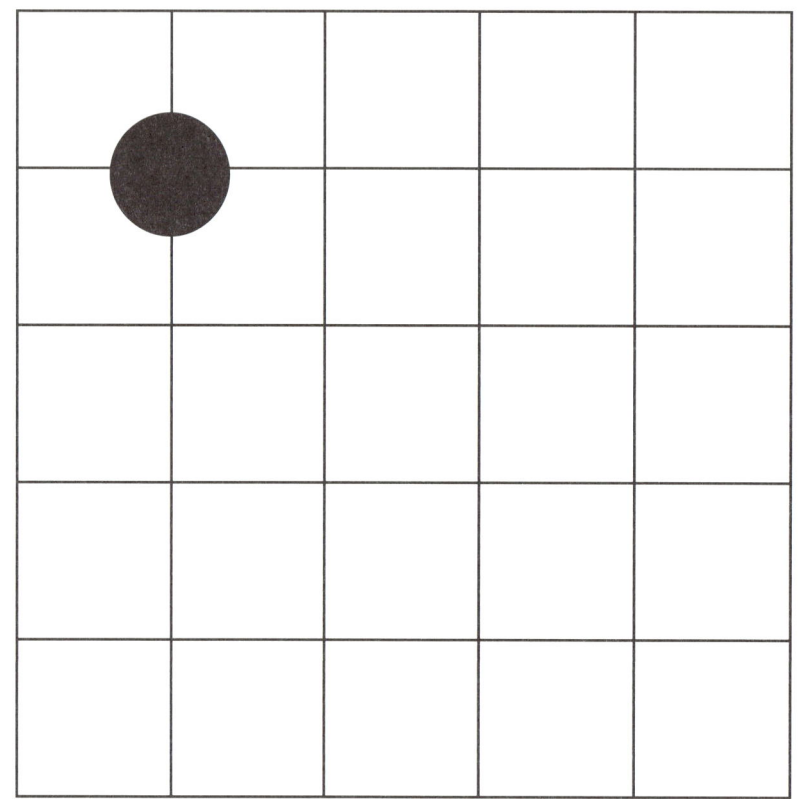

똑같이 그리기

아래 왼쪽에 있는 바둑판 그림을 오른쪽 바둑판에 똑같이 그려보세요.

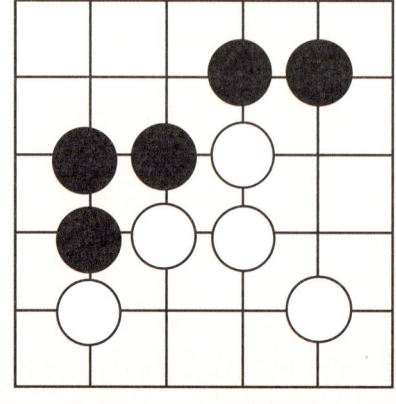  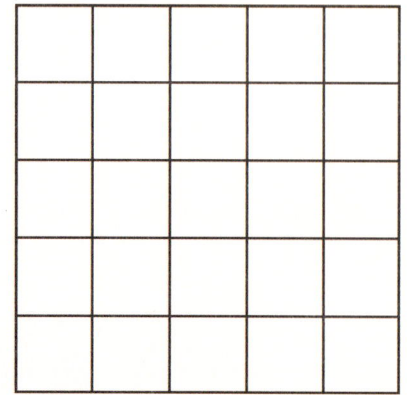

상기하기

2주차 단어

1) 이번 주는 동물에 대해 알아봤습니다. 다시 상기 해봅시다.
   이번 주에 배운 동물 이름을 생각나는대로 최대한 많이 적어보세요.

   소

2) 아래 글자판에서 이번 주에 배운 동물 이름을 모두 찾아 동그라미 치세요.

여	두	꺼	너	구	리	표	도
악	어	다	구	하	맹	코	알
너	캥	여	악	이	나	알	다
가	리	우	나	고	릴	라	고
하	이	너	뱀	하	거	이	쥐
이	카	멜	레	온	여	다	돼
에	거	코	리	개	구	람	우
나	맹	캥	거	루	카	쥐	온

즐거운 주말이 왔습니다

월   일

선을 진하게 따라 그린 후, 예쁘게 색칠해보세요.

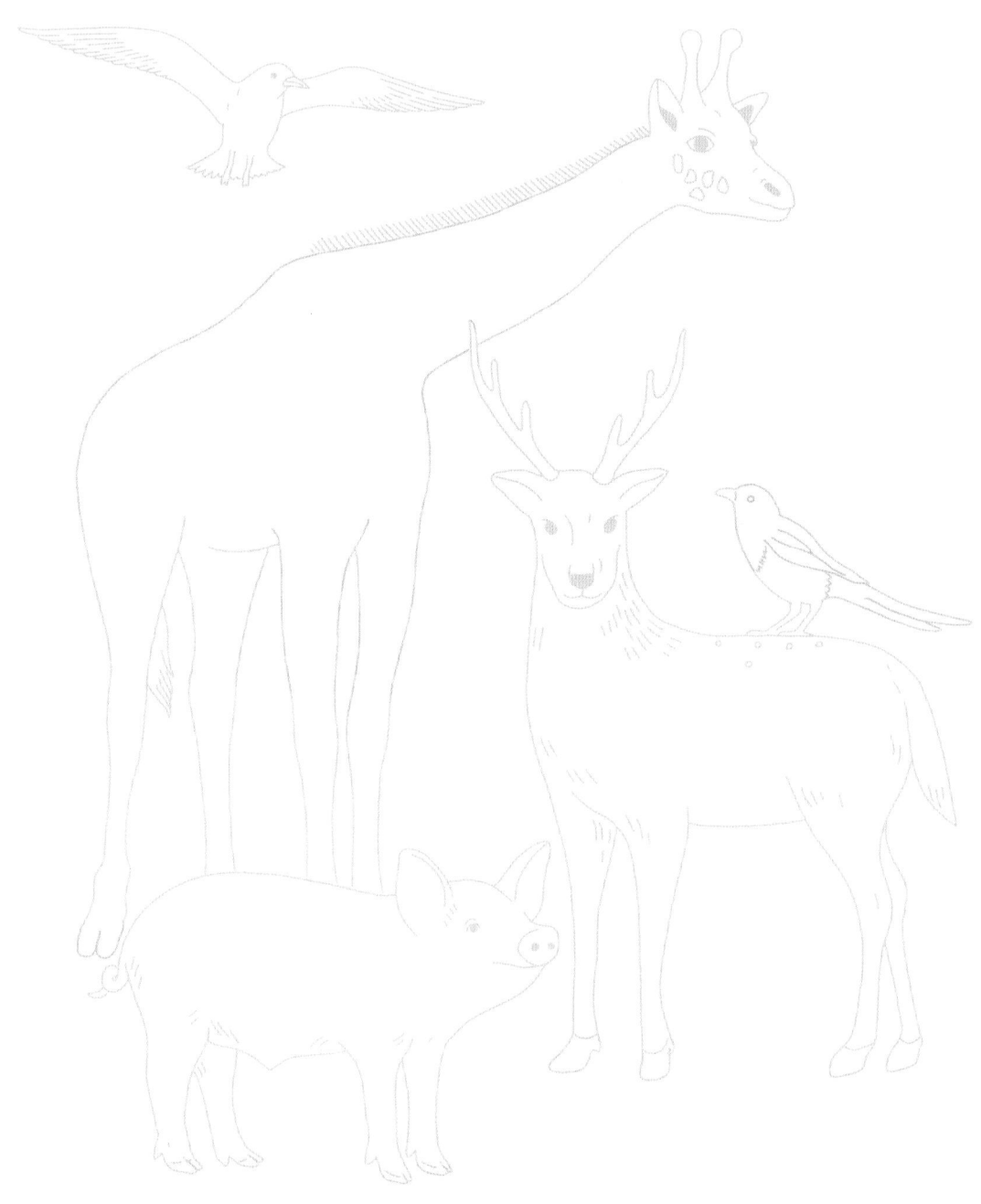

2주 정답

매일의 계산 문제

1. 6
2. 12
3. 22
4. 35
5. 84
6. 100
7. 359
8. 943

같은 글자 찾기 [월]

매일의 언어 문제

나라, 나락, 나루, 나무, 나물, 나사, 나이, 나체, 나태, 나팔, 낙엽, 낙지, 낙타, 낚시, 난색, 난소, 난해, 날개, 날짜, 날치, 남극, 남방, 남용, 남자, 납부, 납세, 납입, 낭독, 낭비, 낭송, 낮잠, 낯짝, 낱개, 내기, 내면, 내부, 내세, 내숭, 내외, 내용, 내의, 내일, 내장, 냉대, 냉방, 냉이, 너머, 너비, 너울, 널름, 넓이, 넙치, 넝쿨, 네모, 녀석, 년도, 노동, 노래, 노력, 노비, 노사, 노선, 노예, 노인, 노조, 노출, 녹두, 녹말, 녹음, 논객, 논리, 논어, 놀부, 놀이, 농담, 농부, 농사, 농어, 농촌, 뇌리, 뇌물, 뇌사, 누각, 누나, 누명, 누설, 누수, 누에, 누이, 누적, 눈금, 눈물, 눈썹, 느낌, 느림, 늑대, 늑장, 능가, 능동, 늦봄 …
등이 있습니다.

매일의 계산 문제

1. 2
2. 13
3. 9
4. 21
5. 48
6. 239
7. 344
8. 185

무게 계산 [화]

1. 15 kg
2. 27 kg

매일의 언어 문제

아우, 아부, 아군, 아인, 아기, 아연, 아동, 우대, 우아, 우화, 우연, 우기, 부장, 부군, 부대, 부마, 부인, 부화, 부재, 부기, 부연, 장부, 장군, 장대, 장마, 장인, 장화, 장기, 군부, 군대, 군인, 군화, 군기, 대아, 대부, 대장, 대군, 대마, 대인, 대화, 대기, 대연, 대동, 화장, 화대, 화재, 화기, 화인, 화연, 화동, 재인, 재화, 재기, 재연, 재동, 기아, 기우, 기부, 기장, 기대, 기마, 기인, 기화, 기재, 기연, 기동, 인대, 인군, 인연, 인기, 인장, 인부, 인재, 인화, 연장, 연대, 연마, 연인, 연재, 연화, 연기, 연동, 동부, 동장, 동인, 동화, 동기, 동연, 마부, 마장, 마대, 마모, 마인 … 등이 있습니다.

2주 정답

수

매일의 계산 문제

1. 56   2. 88   3. 108   4. 413

5. 748   6. 2080   7. 3619   8. 11704

도형 회전

1. 네 번째 (동그라미)
2. 두 번째 (동그라미)
3. 네 번째 (동그라미)

매일의 언어 문제

1. 너구리   2. 코알라   3. 다람쥐   4. 캥거루   5. 표범   6. 멧돼지   7. 여우   8. 하이에나

목

매일의 계산 문제

1. 9   2. 13   3. 25   4. 109

5. 9   6. 34   7. 29   8. 242

규칙 전환

8	6	16	12	14	19	21	15
27	33	28	36	32	17	41	40
28	36	15	43	35	67	14	8
48	32	27	23	10	14	26	44
12	17	24	22	34	29	38	48
17	19	23	31	37	46	25	27
35	33	7	9	22	20	33	39

매일의 언어 문제

1. (사례 / 사래) 들리다.
2. 방향을 (헷갈리다/햇갈리다).
3. 어제 밤에 (손톱깎이/ 손톱깎기)로 손톱을 깎았다.
4. 손으로 길을 (가르치다/가리키다).
5. 상대방의 (주위/주의)를 돌리다.

[참고 : MBC 우리말 나들이 / 국립국어원]

매일의 계산 문제

① 100 ② 433 ③ 15 ④ 10

⑤ 120 ⑥ 294 ⑦ 86 ⑧ 171

바둑 위치 기억하기

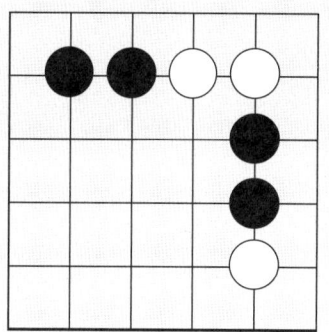

금

매일의 언어 문제

1. 뱀   2. 개구리   3. 악어   4. 도룡뇽   5. 두꺼비   6. 맹꽁이   7. 거북이   8. 카멜레온

상기하기

1. 말, 너구리, 하이에나, 표범, 여우, 다람쥐 고릴라, 코알라, 개, 멧돼지, 캥거루, 두꺼비, 개구리, 맹꽁이, 도룡뇽, 악어, 뱀 거북이, 카멜레온

2.
여	두	꺼	너	구	리	표	도
악	어	다	구	하	맹	코	알
너	캥	여	악	이	나	알	다
가	리	우	나	고	릴	라	고
하	이	너	뱀	하	거	이	쥐
이	카	멜	레	온	여	다	돼
에	거	코	리	개	구	람	우
나	맹	캥	거	루	카	쥐	온

3

뇌미인 트레이닝 베이직

셋째 주

월

월   일

일기쓰기

자유롭게 빈칸을 채워서 일기를 완성해 보세요.

- 오늘은 _____ 년 _____ 월 _____ 일 _____ 요일이다.
- 지난 주말에는 _____ 와 함께 _____ 을/를 갔다.
- 어제 낮에는 _____ 을/를 했으며, 저녁에는 _____ 을/를 했다.
- 오늘 점심 식사로 _____ 와/과 함께 _____ 을/를 먹었다.
- 이번 주에 가장 신나는 계획은 _____ 이다.

동물 단어 날개가 있는 동물(새)입니다. 단어를 따라 써보세요.

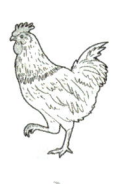 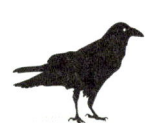 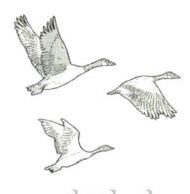 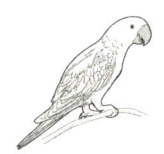

닭   까마귀   기러기   앵무새

매일의 계산 문제

①	7 + 2	②	8 + 8	③	24 + 7	④	15 + 64
⑤	27 + 63	⑥	33 + 98	⑦	155 + 283	⑧	349 + 587

같은 모양 찾기

주의집중력

전두엽을 활성화시키는 주의집중력 훈련입니다

아래 예시처럼 표에서 기호 '♣'를 모두 찾아 동그라미 표시하고,
예시를 포함하여 총 몇 개인지 맞혀보세요.

♥	♠	♥	♣	★	♠	○	♣	◇	♣
★	♣	○	♥	♠	♥	♠	★	♠	♥
◇	○	★	◇	♣	○	◇	♣	★	♠
♣	♣	♠	♥	◇	★	♥	○	★	♣
○	★	◇	♣	♥	◇	♣	♠	◇	★
♥	♠	♣	♠	○	♥	◇	♣	○	♣
○	♣	◇	★	♣	○	♥	♠	◇	♣
♠	♥	○	♥	♠	◇	♣	♠	♥	◇
♣	♠	★	◇	♣	♠	♥	○	◇	★
◇	♥	○	♣	○	★	◇	♣	♠	♥

매일의 언어 문제

"ㄷ" 으로 시작하는 두 글자 단어를 10개 이상 적어보세요.

다리

화

월   일

물건의 위치

각 방에 어떤 물건들이 있는지 기록해보세요.

위치	물건들
거실	소파,
부엌	
안방	
작은방	
베란다	

동물 단어 날개가 있는 동물(새)입니다. 단어를 따라 써보세요.

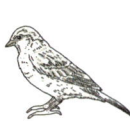	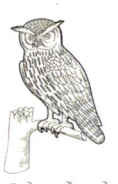	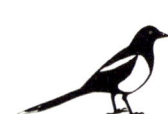	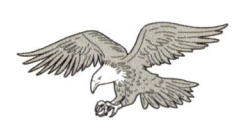
참새	부엉이	까치	독수리

매일의 계산 문제

①   8　　　　② 36　　　　③ 52　　　　④ 98
− 5　　　　　　− 2　　　　　　 − 9　　　　　　− 52

⑤ 32　　　　⑥ 637　　　　⑦ 614　　　　⑧ 832
− 16　　　　　− 62　　　　　− 152　　　　　− 345

주사위 계산

계산력

왼쪽 두정엽을 활성화시키는 계산력 훈련입니다

주사위의 동그라미 개수를 숫자로 연상하여 계산해보세요.
〈예시〉와 같이 주사위 두 개가 이어 있으면 두 자리 숫자, 세 개가 이어 있으면 세 자리 숫자가 됩니다.

〈예시〉　1　3　5　+　2　6　=　161

1)

2)

3)

매일의 언어 문제

두 글자씩 짝을 지어 단어를 만들어보세요. (글자 중복 사용가능)

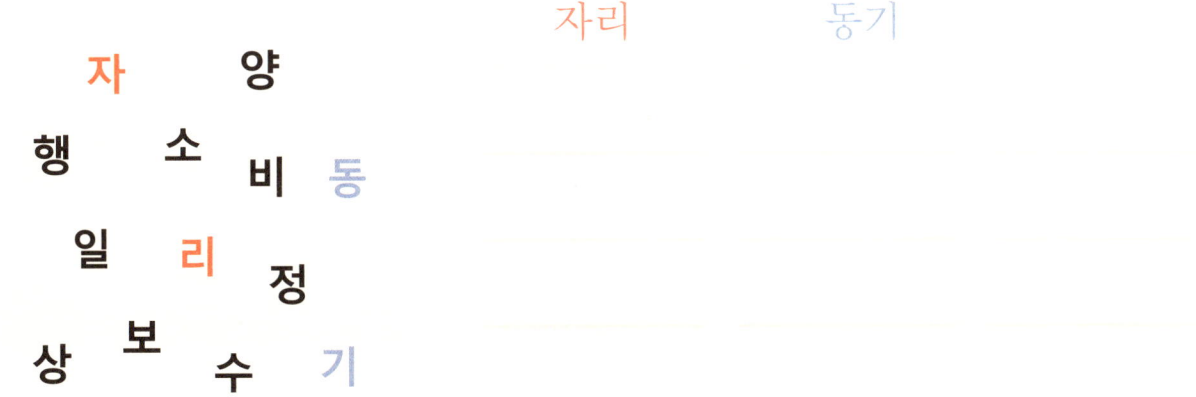

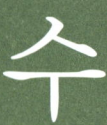

수

월   일

일기쓰기

어제와 오늘 느꼈던 감정들을 아래에 제시된 단어를 이용하여 문장으로 써보세요.

걱정하다. 귀찮다. 당황스럽다. 감사하다. 기쁘다. 놀라다. 만족스럽다. 반갑다. 부럽다. 벅차다.
서운하다. 슬프다. 뿌듯하다. 사랑스럽다. 상쾌하다. 신나다. 안타깝다. 자랑스럽다. 재미있다. 즐겁다.
지루하다. 화나다. 짜증스럽다. 행복하다. 흐뭇하다. 홀가분하다. 후회스럽다. 감동하다. 좋다.

예) 오늘 낮에 오랜만에 친구들을 만나서 기분이 좋았다.

동물 단어 날개가 있는 동물(새)입니다. 단어를 따라 써보세요.

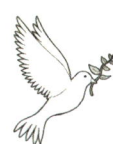 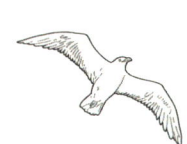 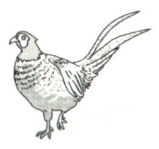 

비둘기   갈매기   꿩   제비

매일의 계산 문제

① 3 × 6

② 12 × 4

③ 19 × 5

④ 74 × 6

⑤ 27 × 11

⑥ 75 × 86

⑦ 627 × 5

⑧ 227 × 83

위에서 본 모양

시공간 능력

오른쪽 두정엽을 활성화시키는 시공간 능력 훈련입니다

〈예시〉처럼 쌓여진 블록들을 위에서 내려다봤을 때 어떻게 보일지 생각해 보세요.
위에서 본 모양을 그대로 오른쪽 빈칸에 색칠해 보세요.

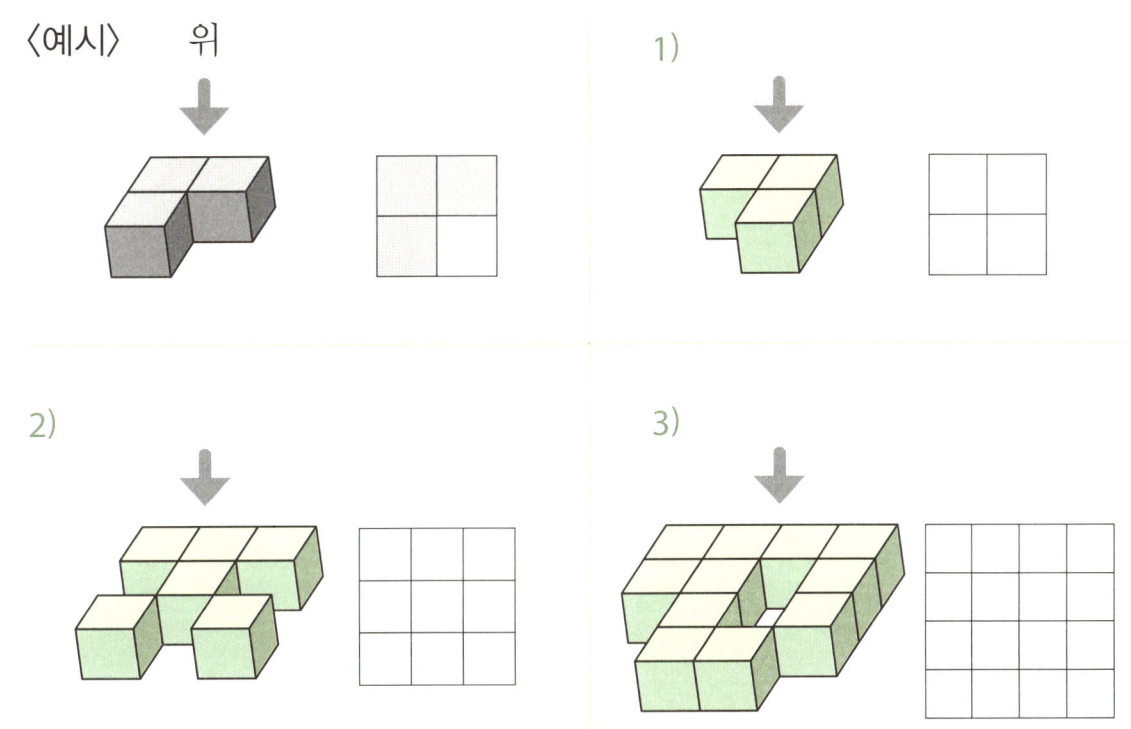

매일의 언어 문제

아래 제시된 초성을 보고 동물(새) 이름을 맞혀보세요.

예: ㄱ ㅈ ㅅ ➡ **공작새**

1 ㅈ ㅂ
2 ㅇ 무 ㅅ
3 ㄲ ㅊ
4 ㅂ ㅇ 이

5 ㅂ 둘 ㄱ
6 ㄲ ㅁ ㄱ
7 ㄱ ㄹ 기
8 ㄷ 수 ㄹ

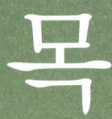

월   일

우리 동네

우리 동네에 있는 우리집과 가장 가까운 건물/시설의 이름을 적어봅시다.

건물 / 시설	이름	건물 / 시설	이름
전철역		세탁소	
학교		편의점	
병원		미장원	
약국		식당	
은행		도서관	
마트		체육시설	

동물 단어   날개가 있는 동물(새)입니다. 단어를 따라 써보세요.

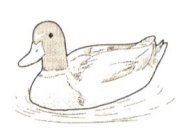
오리

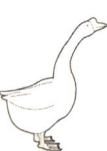
거위

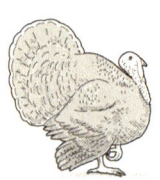
칠면조

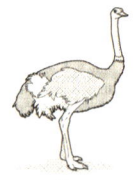
타조

매일의 계산 문제

① 6) 24

② 2) 46

③ 7) 91

④ 7) 861

⑤ 42 ÷ 7 =

⑥ 33 ÷ 3 =

⑦ 84 ÷ 6 =

⑧ 272 ÷ 8 =

도형 추론

전두엽 기능

전두엽을 활성화시키는 집행기능 훈련입니다

검은색 바둑알과 흰색 바둑알이 일련의 규칙에 따라 나열되어 있습니다. 어떤 규칙이 있는지 생각해보고, 아래 빈칸에 들어가야 할 바둑알이 흰색 바둑알인지 검은색 바둑알인지 그려보세요.

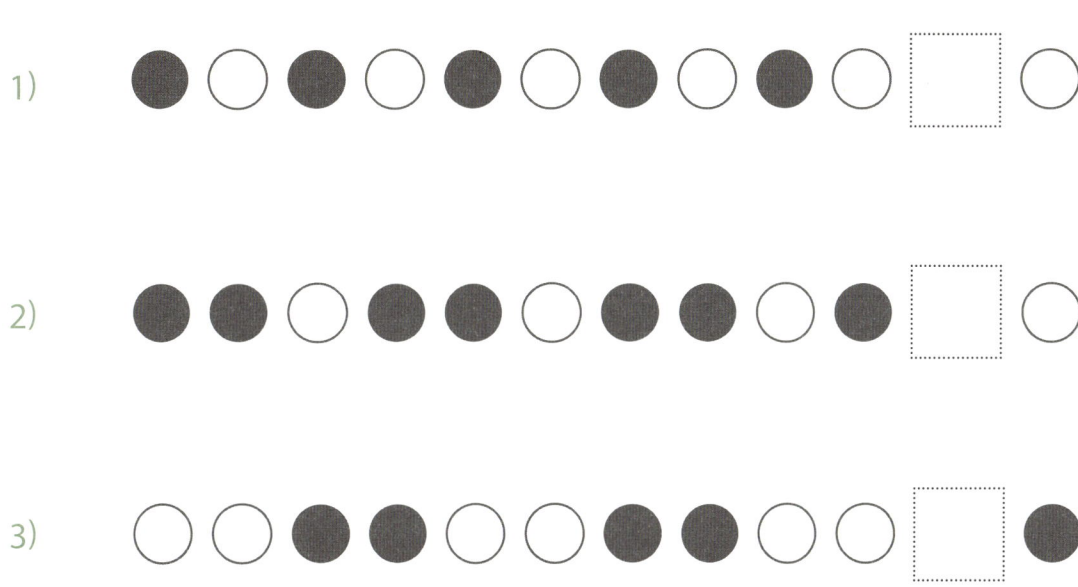

매일의 언어 문제

알맞은 맞춤법을 찾아 동그라미 치세요.

[예시] 호텔에 (묶다 /(묵다)).

1 명절을 (세다/쇠다).
2 어제 저녁으로 된장(찌개 / 찌게)를 먹었다.
3 옷을 (장농 /장롱) 속에 넣다.
4 그녀는 아이를 (나았다/낳았다).
5 친구와 함께 (떡볶기 / 떡볶이)를 먹었다.

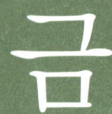

월　　　일

일기쓰기

자유롭게 빈칸을 채워서 일기를 완성해 보세요.

· 오늘은 ＿＿＿ 월 ＿＿＿ 일 ＿＿＿ 요일이며, 날씨는 ＿＿＿ 다.
· 이번 주에는 외식을 총 ＿＿＿ 번 했다.
· 이번 주에 가장 기억에 남는 일은 ＿＿＿ 이다.
· 이번 주말에는 ＿＿＿ 에 가서 ＿＿＿ 을/를 할 계획이다.
· 다음 주 ＿＿＿ 요일에 ＿＿＿ 와/과 함께 ＿＿＿ 식사를 할 것이다.

동물 단어 날개가 있는 동물(새)입니다. 단어를 따라 써보세요.

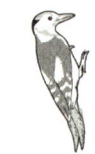	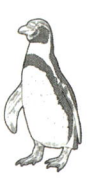	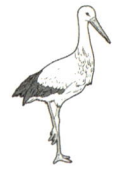	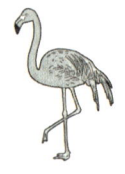
딱따구리	펭귄	황새	홍학

매일의 계산 문제

1. 94 + 36 − 24 =
2. 52 × 22 + 37 =
3. 96 ÷ 8 + 39 =
4. 63 ÷ 9 × 6 =
5. 42 − 26 + 17 + 18 =
6. 36 × 25 − 93 − 43 =
7. 72 ÷ 6 + 74 − 36 =
8. 25 × 18 ÷ 5 − 46 =

숫자 기억

기억력

측두엽을 활성화시키는 기억력 훈련입니다

아래에 뇌미인 로또 당첨 번호가 있습니다. 최대한 많은 숫자들을 기억해보세요. 기억한 숫자가 많을 수록 높은 등수에 당첨될 수 있으며, 높은 등수에 당첨되면 자녀분께서 당첨금을 드릴 겁니다. 뒷장을 넘겨서 기억한 숫자를 적어보겠습니다.

보너스 번호

3　12　17　21　34　41　＋　29

1등 : 외운 숫자와 당첨숫자가 6개 일치 + 보너스 번호까지 외우면 (당첨금액 : 20억)
2등 : 외운 숫자와 당첨숫자가 6개 일치 (당첨금 : 5,000만원)
3등 : 5개 숫자 일치 (당첨금 : 150만원)
4등 : 4개 숫자 일치 (당첨금 : 5만원)
5등 : 3개 숫자 일치 (당첨금 : 5천원)

• 위 숫자는 가상의 숫자로 실제 로또와는 관련이 없으며 당첨규칙 또한 다릅니다.

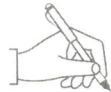 쓰면서 외우기

매일의 언어 문제

아래 제시된 초성을 보고 동물(새) 이름을 맞혀보세요.

예: ㄱ ㅈ ㅅ ➔ **공작새**

1　ㅇ ㄹ
2　ㅊ ㅁ 조
3　ㅌ ㅈ
4　ㄱ 위

5　ㄲ
6　ㅎ ㅎ
7　ㅍ 권
8　ㄸ ㄸ ㄱ ㄹ

숫자기억

　　　　　　　　　　　　　　　　　　　　　　　　　　월　　　일

앞서 기억한 숫자들을 기억해볼까요?
기억나는 대로 숫자들을 최대한 많이 적어보세요.
기억한 숫자가 많을수록 높은 등수에 당첨될 수 있습니다.

앞페이지를 보면서 숫자가 맞았는지 확인해보겠습니다.
맞추신 숫자를 자녀분께 보여주시면 해당하는 당첨금을 드릴 거예요. ^^

내가 20억에 당첨된다면...

만약 실제로 로또에 당첨된다면 무엇을 하고 싶으신가요?
20억에 당첨되었다고 생각하고 무엇을 할 것인지 아래에 글을 써보세요.

상기하기

3주차 단어

1) 이번 주는 동물(새)에 대해 알아봤습니다. 다시 상기 해봅시다.
   이번 주에 배운 동물(새) 이름을 생각나는대로 최대한 많이 적어보세요.

   닭

2) 아래 글자판에서 이번 주에 배운 동물(새) 이름을 모두 찾아 동그라미 치세요.

부	까	마	귀	제	독	황	리
가	치	새	부	오	리	참	조
마	오	부	타	지	부	엉	이
기	칠	면	조	거	이	갈	기
펭	조	수	황	치	앵	비	딱
갈	홍	비	둘	앵	무	딱	따
매	타	둘	제	참	새	다	구
기	러	기	첨	권	독	속	리

즐거운 주말이 왔습니다

가장 알맞은 그림의 그림자를 보기에서 찾아보세요.

1)
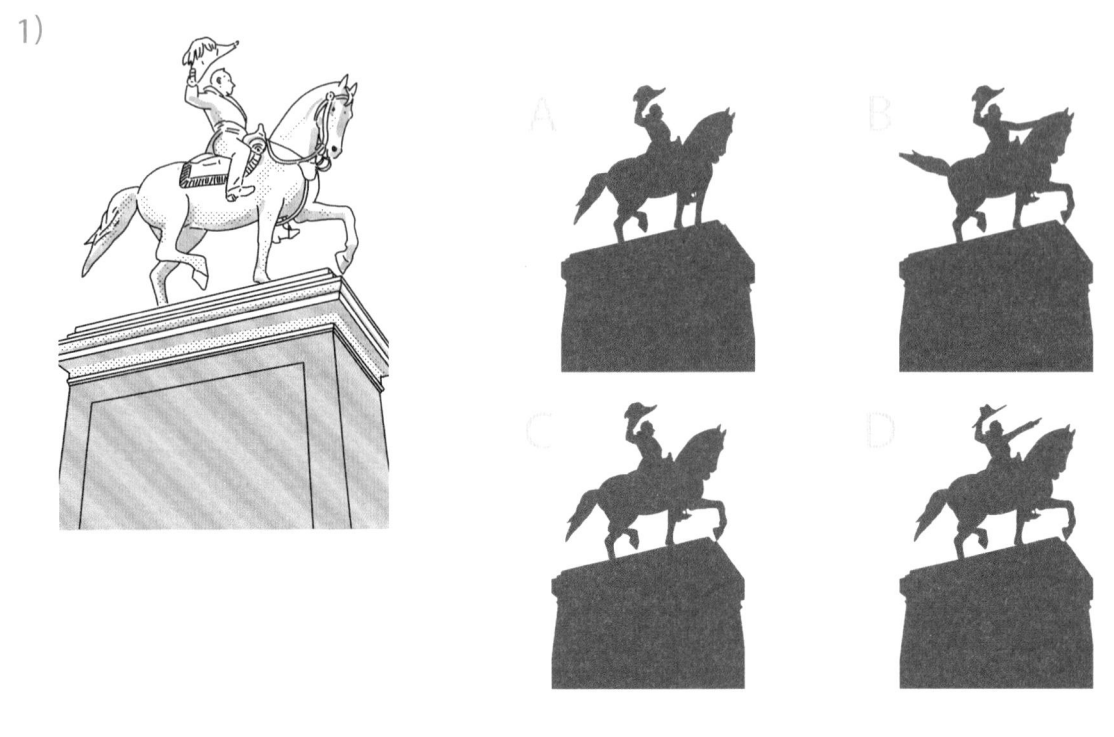

2)
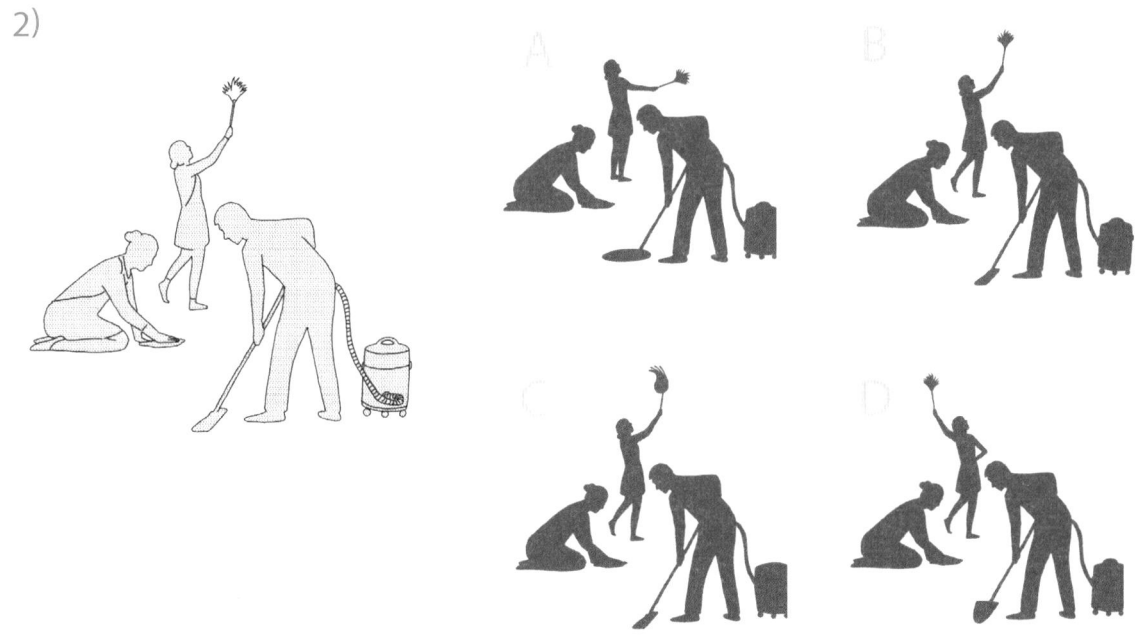

3주 정답

월

매일의 계산 문제

1. 9
2. 16
3. 31
4. 79
5. 90
6. 131
7. 438
8. 936

같은 모양 찾기

답: 총 22개

매일의 언어 문제

다과, 다방, 다수, 다시, 다정, 다짐, 다툼, 단결, 단기, 단점, 달랑, 달빛, 달성, 닭장, 담배, 담장, 답변, 답신, 당뇨, 당대, 당장, 대기, 대답, 대문, 대비, 대사, 대접, 대책, 대표, 대학, 대화, 대회, 더덕, 더미, 더위, 덕분, 덕인, 덜렁, 덜미, 덤벙, 덥석, 덧니, 덩굴, 덩이, 덩치, 덮개, 덮밥, 데모, 데뷔, 도구, 도끼, 도덕, 도둑, 도랑, 도마, 도망, 도발, 도시, 도입, 도장, 도착, 독립, 독서, 독신, 돈복, 돌기, 돌담, 돌진, 동네, 동물, 동행, 돼지, 된장, 두각, 두께, 두뇌, 두름, 두말, 두목, 두부, 두성, 두엄, 두통, 둔갑, 둔화, 둘레, 둥지, 뒤뜰, 뒤채, 뒹굴, 드럼, 드릴, 득도, 득실, 득표, 들판, 듬뿍, 등가, 등산, 등장 … 등이 있습니다.

화

매일의 계산 문제

1. 3
2. 34
3. 43
4. 46
5. 16
6. 575
7. 462
8. 487

주사위 계산

1. ⚃⚄ − ⚅ = 48
2. ⚄⚄ + ⚀⚅ = 40
3. ⚀⚄⚅ − ⚃⚄ + ⚃ = 113

매일의 언어 문제

자수, 자리, 자양, 자비, 자상, 자동, 자기, 자정, 수소, 수리, 수행, 수양, 수비, 수일, 수상, 수동, 수기, 수정, 소수, 소리, 소행, 소양, 소비, 소상, 소자, 소동, 소정, 행동, 행정, 행상, 양수, 양일, 양상, 양자, 양보, 양상, 양기, 일수, 일리, 일행, 일상, 일자, 일동, 일기, 일정, 비수, 비리, 비행, 비소, 비상, 비자, 비정, 비보, 상소, 상행, 상비, 상자, 상동, 상수, 동행, 동양, 동서, 동상, 동기, 동정, 기수, 기상, 기소, 기행, 기자, 기동, 정리, 정비, 정서, 정상, 정동, 정기, 정보, 보수, 보리, 보행, 보양, 보상, 보기, 보정 … 등이 있습니다.

3주 정답

매일의 계산 문제

1. 18   2. 48   3. 95   4. 444

5. 297   6. 6450   7. 3135   8. 18841

위에서 본 모양 [수]

1.   2.   3.

매일의 언어 문제

1. 제비   2. 앵무새   3. 까치   4. 부엉이   5. 비둘기   6. 까마귀   7. 기러기   8. 독수리

매일의 계산 문제

1. 4   2. 23   3. 13   4. 123

5. 6   6. 11   7. 14   8. 34

도형 추론 [목]

1. ●○●○●○●○●○**●**○
2. ●●○●○●●○●○**●**○
3. ○○●●○●●●○○**●**●

매일의 언어 문제

1. 명절을 (세다/**쇠다**).
2. 어제 저녁으로 된장(**찌개** / 찌게)를 먹었다.
3. 옷을 (장농 /**장롱**) 속에 넣다.
4. 그녀는 아이를 (나았다/**낳았다**).
5. 친구와 함께 (떡볶기 / **떡볶이**)를 먹었다.

[참고 : MBC 우리말 나들이 / 국립국어원]

금

매일의 계산 문제

1. 106
2. 1181
3. 51
4. 42
5. 51
6. 764
7. 50
8. 44

숫자 기억

3, 12, 17, 21, 34, 41, + 29

매일의 언어 문제

1. 오리 2. 칠면조 3. 타조 4. 거위 5. 꿩 6. 홍학 7. 펭귄 8. 딱따구리

상기하기

1. 부엉이, 기러기, 앵무새, 참새, 까마귀, 까치, 제비, 비둘기, 갈매기, 꿩, 독수리 오리, 거위, 칠면조, 타조, 딱따구리, 펭귄 황새, 홍학

2.
부	까	마	귀	제	독	황	리
가	치	새	부	오	리	참	조
마	오	부	타	지	부	엉	이
기	칠	면	조	거	이	갈	기
팽	조	수	황	치	앵	비	딱
갈	홍	비	둘	앵	무	딱	따
매	타	둘	제	참	새	다	구
기	러	기	첨	권	독	속	리

주말

그림자 찾기

1. C
2. B

4

뇌미인 트레이닝 베이직

넷째 주

일기쓰기

자유롭게 빈칸을 채워서 일기를 완성해 보세요.

· 오늘은 _____년 _____월 _____일 _____요일이다.
· 지난주에 가장 인상 깊었던 일은 _____이었다.
· 어제 저녁식사로 _____을/를 먹었으며, _____이/가 가장 맛있었다.
· 오늘 _____시에 _____에서 _____을/를 했다.
· 이번 주에 챙겨야 할 약속은 _____이/가 있다.

동물 단어 물속에 사는 동물(물고기)입니다. 단어를 따라 써보세요.

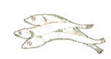	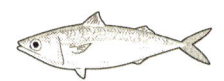	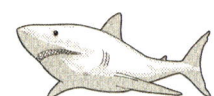	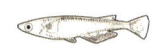
멸치	고등어	상어	송사리

매일의 계산 문제

①   6
 + 2

②   3
 + 9

③   28
 + 6

④   21
 + 22

⑤   59
 + 27

⑥   87
 + 98

⑦ 508
 + 416

⑧ 247
 + 267

머릿속 한글 세상

주의집중력

전두엽을 활성화시키는 주의집중력 훈련입니다

예시처럼 글자 안에 가로 선과 세로 선이 몇 개 있는지 찾아보세요.

사람	가로 선 7 개
	세로 선 6 개

사진	가로 선 ___ 개	강아지	가로 선 ___ 개
	세로 선 ___ 개		세로 선 ___ 개

하늘	가로 선 ___ 개	작곡가	가로 선 ___ 개
	세로 선 ___ 개		세로 선 ___ 개

선물	가로 선 ___ 개	무궁화	가로 선 ___ 개
	세로 선 ___ 개		세로 선 ___ 개

매일의 언어 문제

"ㄹ" 으로 시작하는 두 글자 단어를 10개 이상 적어보세요.

럭비

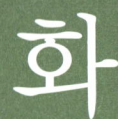

한국 상식

역대 대통령 이름을 적어보세요.

순서	이름	순서	이름
1 ~ 3 대 (1948~1960)	ㅇ ㅅ ㅁ	14 대 (1993~1998)	ㄱ 영 ㅅ
4 대 (1960~1962)	ㅇ ㅂ 선	15 대 (1998~2003)	ㄱ ㄷ 중
5 ~ 9 대 (1963~1979)	ㅂ ㅈ ㅎ	16 대 (2003~2008)	ㄴ ㅁ ㅎ
10 대 (1979~1980)	ㅊ 규 ㅎ	17 대 (2008~2013)	ㅇ ㅁ ㅂ
11 ~ 12 대 (1980~1988)	ㅈ ㄷ ㅎ	18 대 (2013~2017)	ㅂ ㄱ ㅎ
13 대 (1988~1993)	ㄴ ㅌ ㅇ	19 대 (2017~)	ㅁ ㅈ ㅇ

동물 단어 물속에 사는 동물(물고기)입니다. 단어를 따라 써보세요.

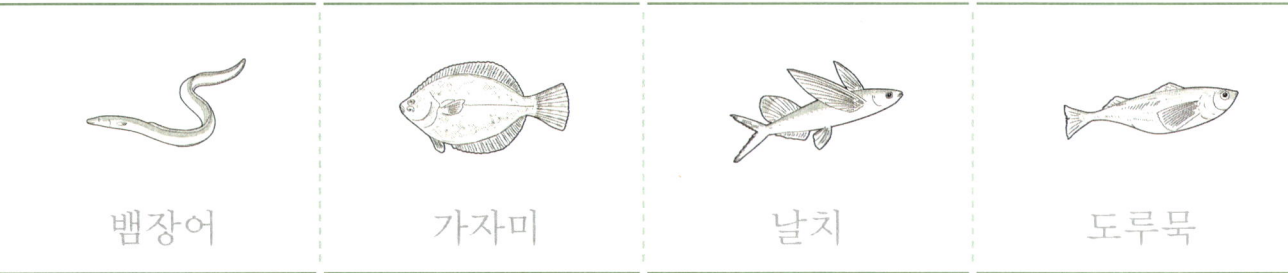

뱀장어   가자미   날치   도루묵

매일의 계산 문제

① 9 − 2

② 45 − 4

③ 25 − 7

④ 85 − 33

⑤ 53 − 26

⑥ 531 − 29

⑦ 206 − 152

⑧ 754 − 479

가게 계산

계산력

왼쪽 두정엽을 활성화시키는 계산력 훈련입니다

각 채소 가게의 채소 가격이 아래 표에 있습니다.
계산기를 사용하지 말고 직접 계산하여 아래 문제들의 답을 적어보세요.

채소	행복 가게	새싹 가게	한빛 가게
양상추 1통	2,600 원	2,200 원	3,100 원
깻잎 1봉	1,500 원	1,300 원	1,200 원
양파 1kg	3,800 원	3,400 원	3,000 원
당근 1kg	5,000 원	6,500 원	7,500 원
배추 1포기	6,800 원	7,200 원	6,500 원

* 물건 가격은 실제 물가와 무관합니다.

1) 새싹 가게에서 양파 3kg을 샀다면, 총 지출한 금액은 얼마일까요?

2) 행복 가게에서 깻잎 1봉과 당근 2kg를 사고, 한빛 가게에 들러 배추 1포기를 샀다면 총 지출한 금액은 얼마일까요?

매일의 언어 문제

두 글자씩 짝을 지어 단어를 만들어보세요. (글자 중복 사용가능)

사장   가지

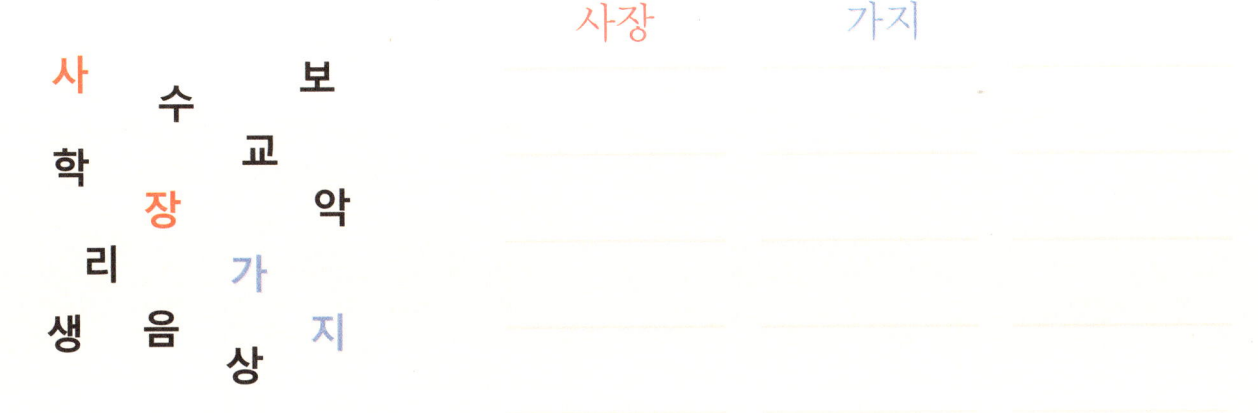

수

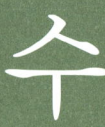

월   일

일기 쓰기

자유롭게 빈칸을 채워서 일기를 완성해 보세요.

· 오늘은 _____ 월 _____ 일 _____ 요일이며, 날씨는 _____ 다.
· 어제 _____ 을/를 타고 _____ 에 갔다.
· 오늘 점심 식사로 _____ 와/과 함께 _____ 을/를 먹었다.
· 오늘 가장 신났던 일은 _____ 이다.
· 내일은 _____ 와/과 함께 _____ 을/를 먹고 싶다.

동물 단어 물속에 사는 동물(물고기)입니다. 단어를 따라 써보세요.

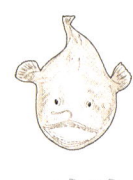 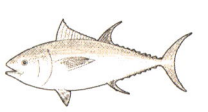 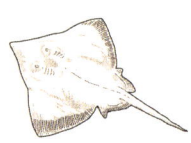 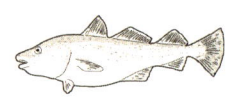

아귀   참치   홍어   대구

매일의 계산 문제

① 　9　　　② 　42　　　③ 　18　　　④ 　43
　× 6　　　　× 2　　　　× 9　　　　× 8

⑤ 　31　　　⑥ 　96　　　⑦ 　829　　　⑧ 　915
　× 23　　　　× 54　　　　× 4　　　　× 36

칠교놀이 1

시공간 능력

오른쪽 두정엽을 활성화시키는 시공간능력 훈련입니다

부록에 있는 7개의 조각을 이리저리 움직여 아래 모양과 똑같이 만들어 보겠습니다.
아래 모양에 맞춰진 퍼즐 조각처럼 퍼즐을 맞춰보세요.
(부록은 책의 마지막 페이지에 있고, 다 맞춰본 후 풀로 붙여보아도 좋습니다)

시간 계산

왼쪽 시계가 몇 시 인지 아래 빈칸에 시간을 적어보세요. 그리고 왼쪽 시계에서 1시간 20분이 흘렀을 때의 시간을 오른쪽 시계에 그려보고 아래 빈칸에도 시간을 적어보세요.

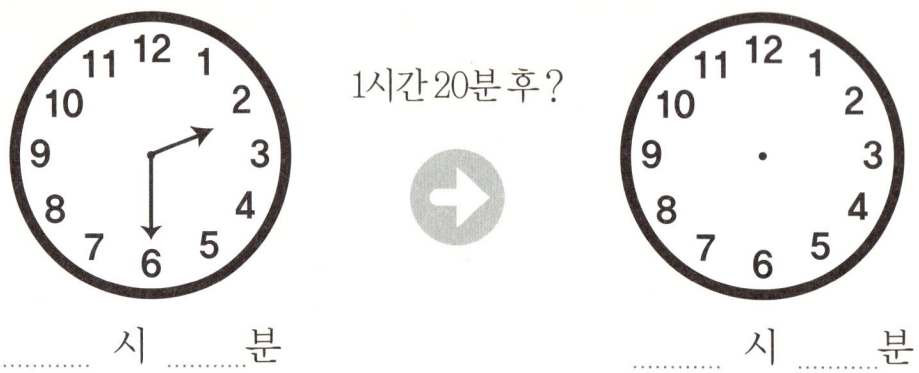

.... 시 .... 분   .... 시 .... 분

동물 단어 물속에 사는 동물(물고기)입니다. 단어를 따라 써보세요.

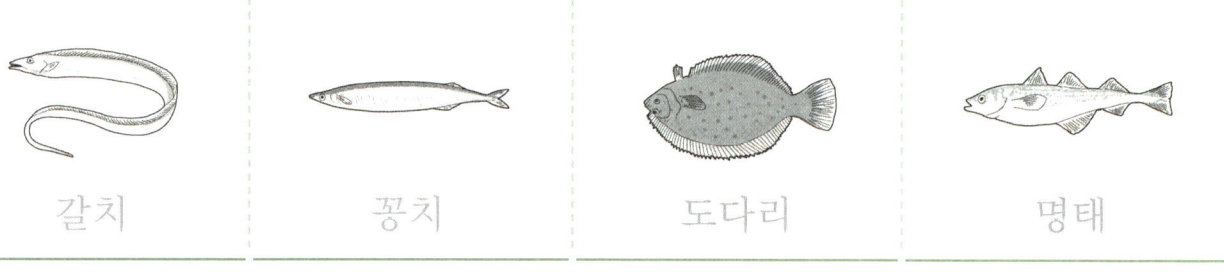

갈치   꽁치   도다리   명태

매일의 계산 문제

① 7) 21

② 3) 69

③ 5) 85

④ 8) 448

⑤ 27 ÷ 3 =

⑥ 50 ÷ 5 =

⑦ 72 ÷ 4 =

⑧ 889 ÷ 7 =

무게 비교

전두엽 기능

전두엽을 활성화시키는 집행기능 훈련입니다

아래 표에는 도형들의 무게가 제시되어 있습니다. 저울을 보고 어느 쪽이 더 무겁고 가벼운지 생각해보고, 물음표에 들어갈 알맞은 도형들을 보기에서 고르세요.

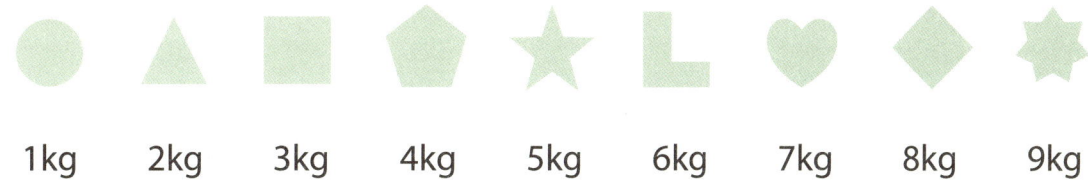

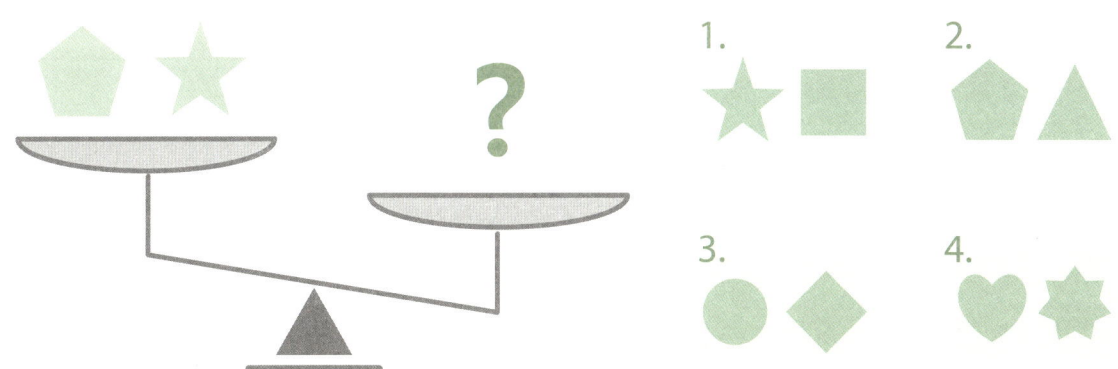

매일의 언어 문제

알맞은 맞춤법을 찾아 동그라미 치세요.

[예시] 호텔에 (묶다 / 묵다).

1. 빨래 (집게 / 집개)로 옷을 집었다.
2. (냄비 / 남비)에 물이 끓고 있다.
3. 나는 더위를 싫어해서 살기에 겨울보다 여름이 (낫다 / 낳다).
4. 그에게 중요한 임무를 (맡기다 / 맞기다).
5. 할머니께서는 국물만 드시고 (건더기 / 건데기)는 남기셨다.

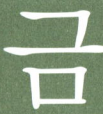

일기쓰기

이번 주에 느꼈던 감정들을 아래에 제시된 단어를 이용하여 문장으로 써보세요.

걱정하다. 귀찮다. 당황스럽다. 감사하다. 기쁘다. 놀라다. 만족스럽다. 반갑다. 부럽다. 벅차다. 서운하다. 슬프다. 뿌듯하다. 사랑스럽다. 상쾌하다. 신나다. 안타깝다. 자랑스럽다. 재미있다. 즐겁다. 지루하다. 화나다. 짜증스럽다. 행복하다. 흐뭇하다. 홀가분하다. 후회스럽다. 감동하다. 좋다.

예) 주말에 손주들이 놀러와서 기분이 좋았고 손주들이 매우 사랑스러웠다.

동물 단어 물속에 사는 동물(물고기)입니다. 단어를 따라 써보세요.

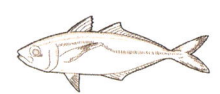
전갱이

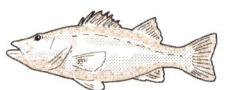
다금바리

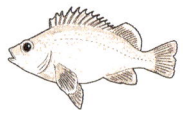
볼락

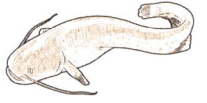
메기

매일의 계산 문제

1. 97 − 25 + 43 =

2. 16 × 31 − 28 =

3. 72 ÷ 4 − 12 =

4. 26 × 9 ÷ 6 =

5. 96 − 31 − 19 + 23 =

6. 16 × 36 − 76 + 35 =

7. 86 ÷ 2 − 26 + 85 =

8. 36 × 41 ÷ 3 − 98 =

이야기 기억

기억력

측두엽을 활성화시키는 기억력 훈련입니다

아래 이야기를 읽어보고 다른 색깔로 표시된 단어와 숫자를 기억해보세요.
뒷장을 넘겨서 기억한 단어와 숫자들을 적어보겠습니다.

지혜는 2017년 8월 11일에 가족과 함께 경기도 가평으로 1박 2일간 여름 휴가를 떠났습니다. 남동생은 군생활을 보내고 있기 때문에 참석하지 못했고 부모님, 언니와 함께 여행을 갔습니다. 집에서 오후 1시에 출발하여 고속버스를 타고 경기도 가평에 오후 4시에 도착하였고, '우리 펜션'이라는 숙소에서 머물렀습니다. 지혜네 가족들은 여행 첫째 날 저녁으로 삼겹살과 새우를 구워 먹었으며, 야식으로 고구마를 장작불에 구워 먹었습니다. 다음날인 8월 12일에 아침식사로 수제비를 먹었으며 낮에는 가족들과 함께 물놀이를 한 후, 오후 1시에 짐을 싸고 집에 갈 준비를 했습니다. 집에 가는 길에 식당에 들러 점심식사로 백숙을 먹었으며, 중간에 휴게소도 들러 음료수를 사 먹었습니다. 집에 도착하니 시계는 오후 5시를 가리키고 있었습니다. 짧은 여행이었지만 오랜만에 가족들과 함께 여행을 보내서 지혜네 가족들은 즐거운 시간을 보냈습니다.

이야기 기억

월   일

앞서 기억한 이야기를 떠올리면서 빈칸에 알맞은 단어와 숫자들을 적어보세요.

지혜는 _____년 __월 __일에 가족과 함께 경기도 ㄱㅍ 으로 __박 __일간 여름 휴가를 떠났습니다. 남동생은 군생활을 보내고 있기 때문에 참석하지 못했고 부모님, ㅇㄴ 와 함께 여행을 갔습니다. 집에서 오후 1시에 출발하여 ㄱㅅㅂㅅ 를 타고 경기도 ㄱㅍ 에 오후 4시에 도착하였고, 'ㅇㄹㅍㅅ' 이라는 숙소에서 머물렀습니다. 지혜네 가족들은 여행 첫째 날 저녁으로 ㅅㄱㅅ 과 ㅅㅇ 를 구워 먹었으며, 야식으로 ㄱㄱㅁ 를 장작불에 구워 먹었습니다. 다음날인 __월 __일에 아침식사로 ㅅㅈㅂ 를 먹었으며 낮에는 가족들과 함께 ㅁㄴㅇ 를 한 후, 오후 1시에 짐을 싸고 집에 갈 준비를 했습니다. 집에 가는 길에 식당에 들러 점심식사로 ㅂㅅ 을 먹었으며, 중간에 ㅎㄱㅅ 도 들러 음료수를 사 먹었습니다. 집에 도착하니 시계는 오후 __시를 가리키고 있었습니다. 짧은 여행이었지만 오랜만에 가족들과 함께 여행을 보내서 지혜네 가족들은 즐거운 시간을 보냈습니다.

상기하기

4주차 단어

1) 이번 주는 동물(물고기)에 대해 알아봤습니다. 다시 상기 해봅시다.
아래 글자판에서 이번 주에 배운 동물(물고기) 이름을 모두 찾아 동그라미 치세요.

아	고	등	도	루	묵	전	날
볼	상	뱀	다	금	전	갱	이
락	송	명	리	가	고	대	홍
장	사	홍	멸	명	태	가	자
고	등	어	장	날	메	구	뱀
아	태	메	송	대	자	멸	참
참	날	치	도	구	갈	꽁	치
다	금	바	리	사	갱	차	리

매일의 언어 문제

아래 제시된 초성을 보고 동물(물고기) 이름을 맞혀보세요.

예: ㅇㅇ → 연어

1 ㄱ등ㅇ
2 ㅅㅅ리
3 아ㄱ
4 ㄱ치
5 ㅁㅊ
6 ㄱㅈㅁ
7 뱀ㅈㅇ
8 ㅁ기

즐거운 주말이 왔습니다

출발점에서 도착점까지 미로를 통과해보세요.

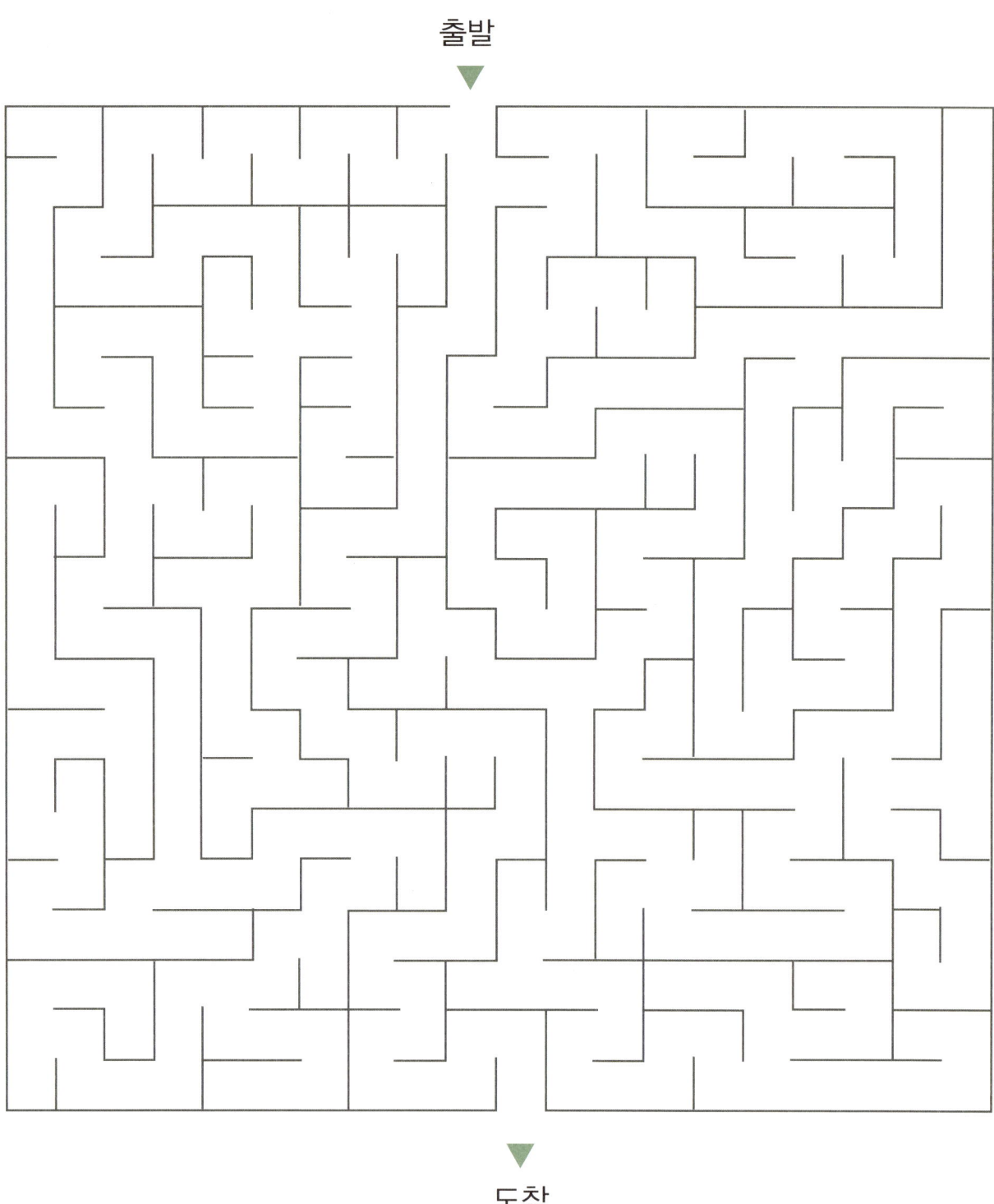

4주 정답

월

매일의 계산 문제

① 8　② 12　③ 34　④ 43

⑤ 86　⑥ 185　⑦ 924　⑧ 514

머릿속 한글 세상

사진	가로선 3개 / 세로선 3개	강아지	가로선 4개 / 세로선 4개
하늘	가로선 7개 / 세로선 5개	작곡가	가로선 8개 / 세로선 7개
선물	가로선 8개 / 세로선 7개	무궁화	가로선 8개 / 세로선 8개

매일의 언어 문제

라마, 라면, 라벨, 라켓, 라틴, 러닝, 럭비, 럼주, 레게, 레몬, 로고, 로그, 로마, 로망, 로봇, 로션, 로켓, 롤러, 루비, 루지, 루트, 룰렛, 룸바, 리듬, 리본, 리셋, 린스, 림보, 림프, 링거, 링커 … 등이 있습니다.

화

한국 상식

- 1~3대 : 이승만
- 4대 : 윤보선
- 5~9대 : 박정희
- 10대 : 최규하
- 11~12대 : 전두환
- 13대 : 노태우
- 14대 : 김영삼
- 15대 : 김대중
- 16대 : 노무현
- 17대 : 이명박
- 18대 : 박근혜
- 19대 : 문재인

매일의 계산 문제

① 7　② 41　③ 18　④ 52

⑤ 27　⑥ 502　⑦ 54　⑧ 275

가게 계산

1번 : 3400×3 = 10,200원

2번 : 1500 + (5000×2) + 6500 = 18,000 원

매일의 언어 문제

사수, 사학, 사교, 사장, 사리, 사지, 사생, 사상, 수사, 수학, 수교, 수장, 수리, 수상, 학사, 학보, 학교, 학장, 학생, 보수, 보장, 보리, 보상, 교사, 교수, 교장, 교리, 교가, 교생, 교지, 장사, 장수, 장가, 장학, 장교, 장악, 장생, 장지, 악사, 악수, 악보, 악상, 가사, 가수, 가장, 가보, 가학, 가교, 가상, 가지, 상사, 상수, 상장, 상가, 지사, 지수, 지장, 지리, 지상, 음수, 음악, 음지, 생사, 생수, 생리, 생지 … 등이 있습니다.

4주 정답

매일의 계산 문제

① 54　② 84　③ 162　④ 344

⑤ 713　⑥ 5184　⑦ 3316　⑧ 32940

칠교놀이 1

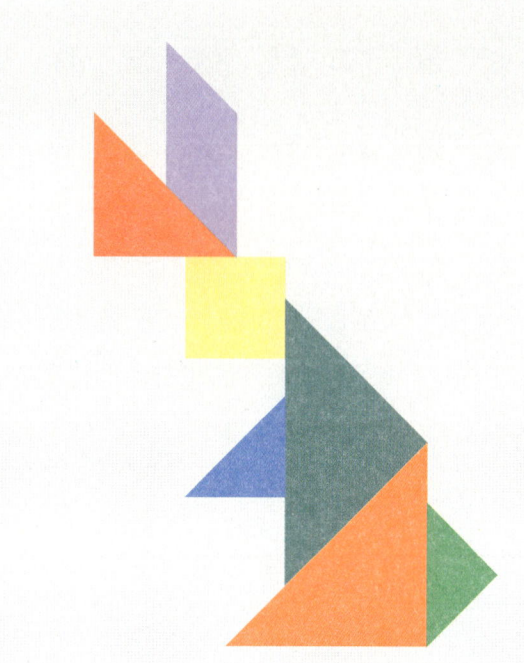

시간 계산

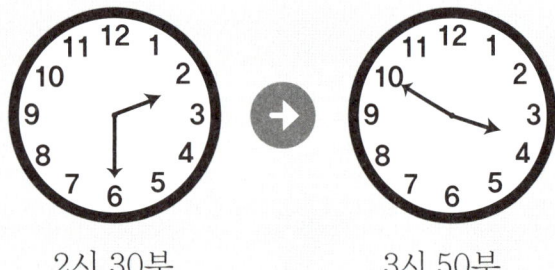

2시 30분　　3시 50분

매일의 계산 문제

① 3　② 23　③ 17　④ 56

⑤ 9　⑥ 10　⑦ 18　⑧ 127

무게 비교

4. ♥ ★

매일의 언어 문제　　[참고 : MBC 우리말 나들이 / 국립국어원]

1. 빨래 (**집게** / 집개)로 옷을 집었다.
2. (**냄비** / 남비)에 물이 끓고 있다.
3. 나는 더위를 싫어해서 살기에 겨울보다 여름이 (**낫다** / 낳다).
4. 그에게 중요한 임무를 (**맡기다** / 맞기다).
5. 할머니께서는 국물만 드시고 (**건더기** / 건데기)는 남기셨다.

매일의 계산 문제

1. 76   2. 468   3. 6   4. 39

5. 69   6. 535   7. 102   8. 394

이야기 기억

67페이지 참고

상기하기

1.

아	고	등	도	루	묵	전	날
볼	상	뱀	다	금	전	갱	이
락	송	명	리	가	고	대	홍
장	사	홍	멸	명	태	가	자
고	등	어	장	날	메	구	뱀
아	태	메	송	대	자	멸	참
참	날	치	도	구	갈	꽁	치
다	금	바	리	사	갱	차	리

매일의 언어 문제

1. 고등어   2. 송사리   3. 아귀   4. 갈치
5. 멸치   6. 가자미   7. 뱀장어   8. 메기

주말

미로 찾기

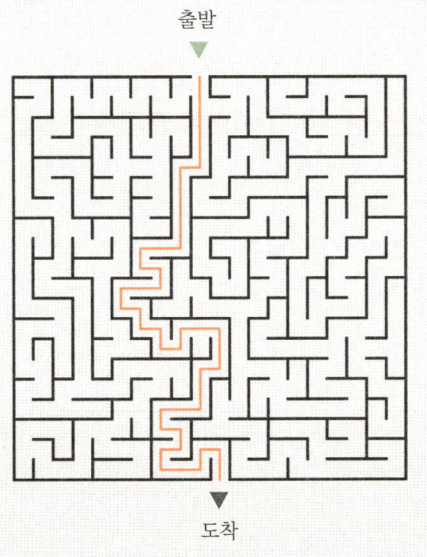

5

뇌미인 트레이닝 베이직

다섯째 주

월

월   일

일기 �기

자유롭게 빈칸을 채워서 일기를 완성해 보세요.

- 오늘은 _____년 _____월 _____일 _____요일이다.
- 지난주에 가장 신났던 일은 _____ 이었다.
- 어제 _____ 와/과 함께 저녁 식사로 _____ 을/를 먹었다.
- 오늘은 _____ 와/과 함께 점심 식사로 _____ 을/를 먹었다.
- 이번 달에 중요한 행사는 _____ 이다.

꽃 단어 꽃 이름 입니다. 따라 써보세요.

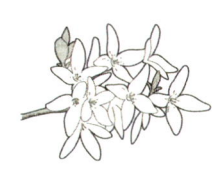 개나리

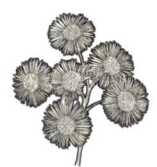 개망초

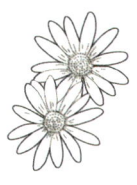 구절초

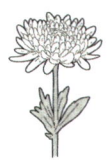 국화

매일의 계산 문제

1. 　3
 + 3

2. 　4
 + 7

3. 　43
 + 7

4. 　54
 + 23

5. 　18
 + 27

6. 　57
 + 66

7. 　498
 + 221

8. 　399
 + 334

숫자 찾아 연결하기

주의집중력

전두엽을 활성화시키는 주의집중력 훈련입니다

아래 숫자들 중에서 숫자 '27'을 모두 찾아 색칠해 보세요. 색칠한 것을 연결 했을 때 어떤 숫자가 나오는지 맞혀보세요.

24	26	24	21	26	23	26	25	26	21
26	22	28	27	27	27	27	26	24	23
25	28	22	28	25	29	27	29	22	21
28	29	23	24	29	28	27	23	21	24
21	24	29	27	27	27	27	21	23	26
26	29	22	20	21	28	27	26	24	23
29	21	26	25	29	22	27	26	26	25
24	28	25	29	21	23	27	23	25	22
29	22	20	27	27	27	27	24	28	25
21	24	23	25	26	21	22	25	21	22

매일의 언어 문제

"ㅁ" 으로 시작하는 두 글자 단어를 10개 이상 적어보세요.

마음

화

월   일

인적 사항

자녀들의 인적 사항을 적어보세요.

항목	예시	첫째	둘째	셋째	넷째	다섯째
이름	홍길동					
나이/띠	45세/소띠					
생년월일	1973.10.03					
직업	회사원					
휴대폰 번호	010 1234 5678					

꽃 단어   꽃 이름 입니다. 따라 써보세요.

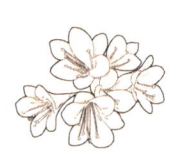 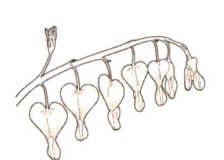 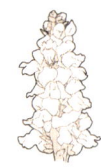 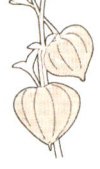

군자란   금낭화   금어초   꽈리

매일의 계산 문제

①   9 − 3

②   38 − 5

③   95 − 6

④   67 − 15

⑤   41 − 12

⑥   357 − 48

⑦   944 − 382

⑧   812 − 559

숫자 계산

계산력

왼쪽 두정엽을 활성화시키는 계산력 훈련입니다

〈예시〉처럼 빈 네모 상자 안에 들어갈 알맞은 숫자를 넣어서 아래 계산식을 완성해보세요.

〈예시〉 13 + 17 + 19 = 49

49 - 13 - 19 = 17

1) 14 + ☐ + 17 = 50

2) 24 + 26 + ☐ = 78

3) ☐ + 27 + 33 = 91

매일의 언어 문제

두 글자씩 짝을 지어 단어를 만들어보세요. (글자 중복 사용가능)

공원   정산

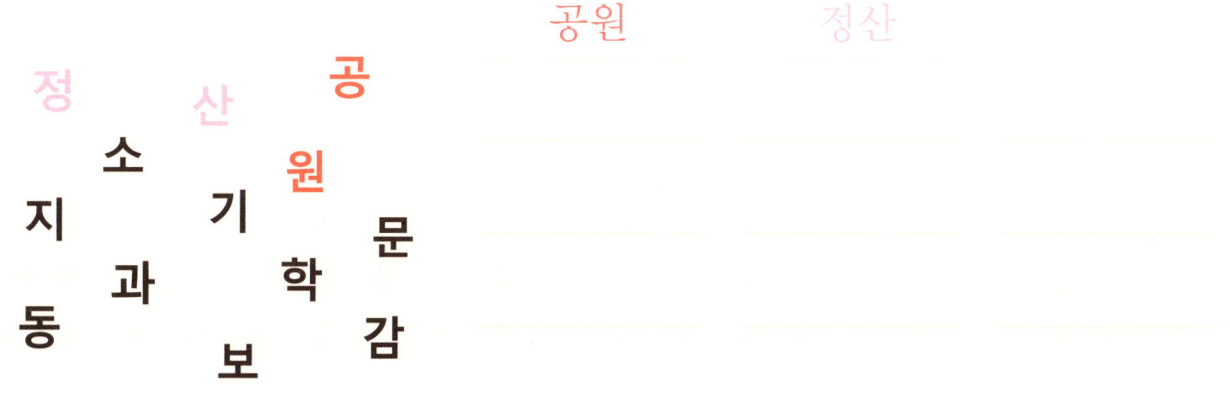

수

월 일

일기 쓰기

자유롭게 빈칸을 채워서 일기를 완성해 보세요.

· 오늘은 .... 월 .... 일 .... 요일이며, 날씨는 .... 다.

· 어제 .... 시에 .... 와/과 함께 .... 을/를 했다.

· 오늘 점심에 .... 에 가서 .... 을/를 했다.

· 오늘 가장 재미있었던 일은 .... 이다.

· 내일은 .... 을/를 사고, ... 을/를 먹을 것이다.

꽃 단어 꽃 이름 입니다. 따라 써보세요.

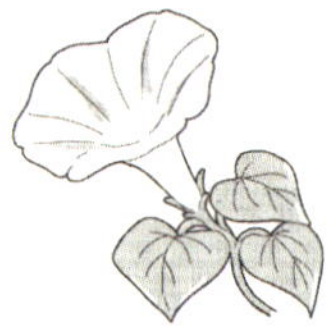

나팔꽃

납매

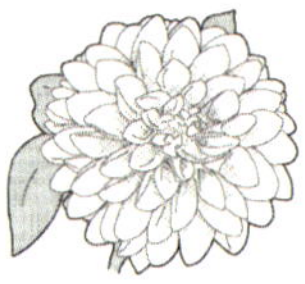

달리아 (dahlia)

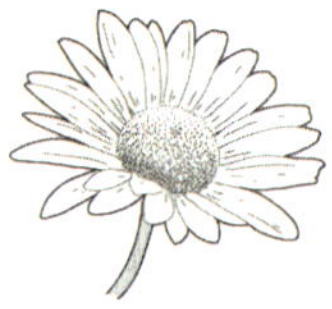

데이지 (daisy)

매일의 계산 문제

① 4×8

② 31×3

③ 48×2

④ 87×9

⑤ 34×12

⑥ 27×36

⑦ 364×6

⑧ 634×27

글자 회전

시공간 능력

오른쪽 두정엽을 활성화시키는 시공간 능력 훈련입니다

〈예시〉와 같이 글자를 180도로 회전하여 적어보세요.
앞에 사람이 앉아 있다 생각하고, 앞 사람이 봤을 때 올바른 방향의 글자가 되도록
생각하며 적어보세요. 옅은 선은 따라 써보고 나머지 글자는 직접 써보세요.

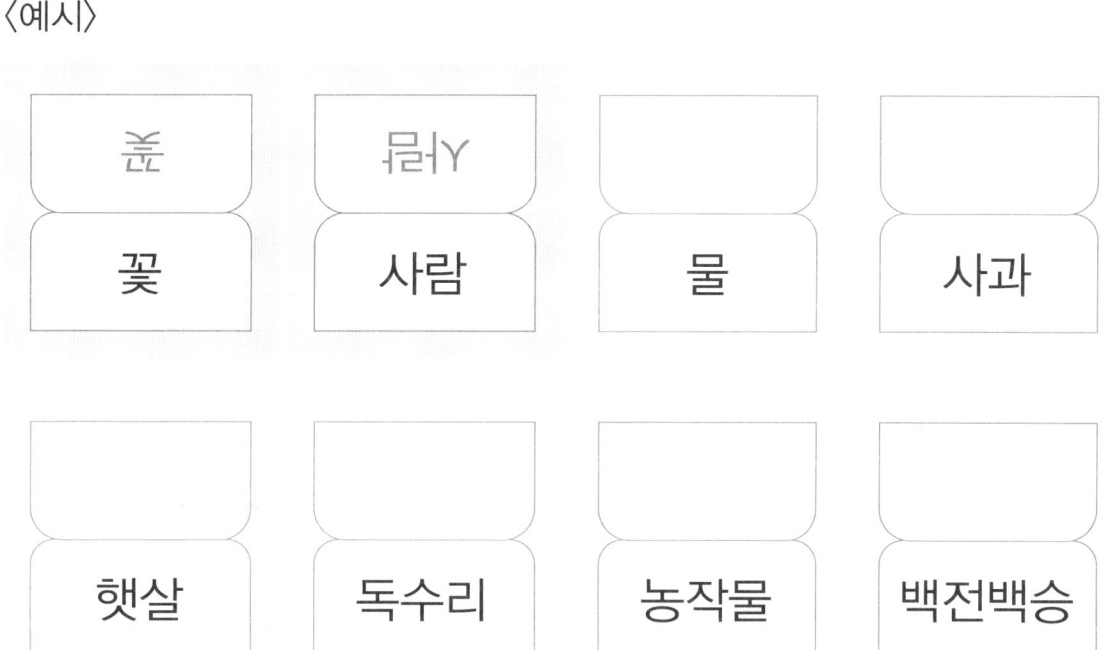

매일의 언어 문제

아래 제시된 초성을 보고 꽃 이름을 맞혀보세요.

예: ㄱㄴㄹ → **개나리**

1. ㄱ망ㅊ
2. ㄴㅍ꽃
3. 군ㅈㄹ
4. 납ㅁ

5. ㄲ리
6. ㄱㅎ
7. 데ㅇㅈ
8. ㄱ낭화

나의 가족

아래 〈표〉에 가족들의 전화번호를 기억해서 적어보세요.

가족 이름	관계	휴대폰 번호
예) 김철수	남편	010 - 1234 - 5678

꽃 단어 꽃 이름 입니다. 따라 써보세요.

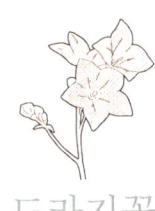 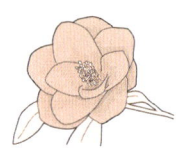 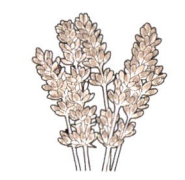 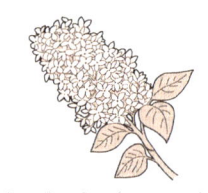

도라지꽃	동백꽃	라벤더 (lavender)	라일락 (lilac)

매일의 계산 문제

1. $3\overline{)18}$
2. $3\overline{)93}$
3. $5\overline{)95}$
4. $5\overline{)465}$

5. $81 \div 9 =$
6. $84 \div 4 =$
7. $78 \div 6 =$
8. $644 \div 4 =$

스도쿠

전두엽 기능

전두엽을 활성화시키는 집행기능 훈련입니다

아래 <예시>처럼 [가로 줄], [세로 줄], 굵은 테두리로 둘러 싸인 [작은 4칸의 네모] 안에 1~4의 숫자를 중복되지 않게 한 번씩 채워 넣으세요.

<예시>

1	2	4	3
4	3	1	2
2	4	3	1
3	1	2	4

		1	
4		3	2
	3	4	

매일의 언어 문제

알맞은 맞춤법을 찾아 동그라미 치세요.

[예시] 호텔에 (묶다 / **묵다**).

1 퍼즐 조각을 (맞히다 / 맞추다).

2 우리 집 막내는 (개구쟁이 / 개구장이) 다.

3 재산을 (늘이다 / 늘리다).

4 (팔꿈치 / 팔굼치) 에 멍이 들다.

5 부엌에서 (설거지 / 설겆이) 를 하다.

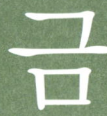

일기 쓰기

자유롭게 빈칸을 채워서 일기를 완성해 보세요.

- 오늘은 _____월 _____일 _____요일이며, 계절은 _____이다.
- 이번 한 주 동안 _____, _____, _____을/를 만났다.
- 이번 주에 가장 재미있었던 일은 _____이었다.
- 이번 주말에는 _____에서 _____와/과 함께 _____을/를 할 것이다.
- 다음 주에 중요한 행사는 _____이/가 있다.

꽃 단어 꽃 이름 입니다. 따라 써보세요.

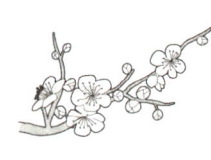
매화

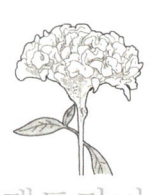
맨드라미

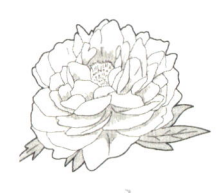
모란

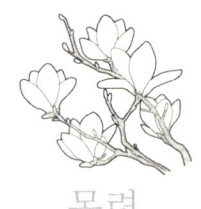
목련

매일의 계산 문제

1. 42 − 19 + 83 =
2. 27 × 21 + 98 =
3. 63 ÷ 7 + 29 =
4. 72 ÷ 9 × 8 =
5. 36 + 35 − 28 + 74 =
6. 29 × 18 − 89 + 22 =
7. 92 ÷ 4 + 76 − 49 =
8. 25 × 50 ÷ 5 + 63 =

글자와 위치 기억하기

기억력

측두엽을 활성화시키는 기억력 훈련입니다

가로, 세로 문제 뜻풀이에서 설명하고 있는 알맞은 동물 이름을 아래 표 빈칸에 넣어보세요. 빈칸을 모두 채운 후, 각 동물 이름과 위치를 기억해보세요. 뒷장을 넘겨서 기억한 동물 이름들을 적어보겠습니다.

	1			
2	끼		3	
4	5 고			6
		7		이

가로 문제 뜻풀이

2. 육지에 사는 동물 중 가장 큰 몸집과 긴 코를 가진 동물
4. 작은 고래로 지능이 높고 기억력이 좋아, 동물원이나 수족관에서 쇼를 선보인다.
7. 긴꼬리를 가진 영장류로 나무를 잘탄다. '○○○ 엉덩이는 빨개'

세로 문제 뜻풀이

1. 귀가 긴 초식동물로 당근을 좋아하고 깡총깡총 뛴다.
3. 초원에 사는 맹수로 수컷은 갈기를 가지고 있다. '백수의 왕'
5. 애완동물로 잘 키우며, 쥐를 잘 잡는 것으로 알려져 있다.
6. 갈색에 검은 가로줄무늬를 가진 맹수. 무서운 사람을 비유할때 쓰인다.

글자와 위치 기억하기

기억해볼까요? 앞서 기억한 동물 이름들을 아래 표의 알맞은 위치에 넣어보세요.

	1			
2	끼		3	
4	5 고			6
		7		이

매일의 언어 문제

아래 제시된 초성을 보고 꽃 이름을 맞혀보세요.

예: ㄱ ㄴ ㄹ → **개나리**

1 ㄹ ㅇ 락

2 도 ㄹ ㅈ 꽃

3 ㅁ 련

4 맨 ㄷ ㄹ ㅁ

5 모 ㄹ

6 ㄹ 벤 ㄷ

7 구 ㅈ 초

8 ㄷ ㅂ 꽃

상기하기

5주차 단어

1) 이번 주는 꽃에 대해 알아봤습니다. 다시 상기 해봅시다.
   이번 주에 배운 꽃 이름을 생각나는대로 최대한 많이 적어보세요.

개나리

2) 아래 글자판에서 이번 주에 배운 꽃 이름을 모두 찾아 동그라미 치세요.

화	개	나	리	모	라	벤	더
라	너	라	일	개	일	국	나
목	사	납	매	나	락	낭	목
자	금	리	화	국	해	일	련
매	군	모	련	백	바	금	어
군	자	란	나	팔	모	낭	동
나	납	리	푸	미	국	화	맨
매	나	팔	꽃	초	호	파	드

즐거운 주말이 왔습니다

월   일

아름다운 名詩를 감상해보세요. 소리내어 읽어 보면 더 좋습니다.

소년 - 윤동주 -

여기저기서 단풍잎 같은 슬픈 가을이
뚝뚝 떨어진다.
단풍잎 떨어져 나온 자리마다
봄을 마련해 놓고
나뭇가지 우에 하늘이 펼쳐져 있다.
가만히 하늘을 들여다보려면
눈썹에 파란 물감이 든다.
두 손으로 따뜻한 볼을 쓸어보면
손바닥에도 파란 물감이 묻어난다.
다시 손바닥을 들여다본다.
손금에는 맑은 강물이 흐르고,
맑은 강물이 흐르고,
강물 속에는 사랑처럼 슬픈 얼굴……
아름다운 순이의 얼굴이 어린다.
소년은 황홀히 눈을 감아 본다.
그래도 맑은 강물은 흘러
사랑처럼 슬픈 순이의 얼굴……
아름다운 순이의 얼굴은 어린다.

5주 정답

월

매일의 계산 문제

① 6 ② 11 ③ 50 ④ 77

⑤ 45 ⑥ 123 ⑦ 719 ⑧ 733

숫자 찾아 연결하기

24	26	24	21	26	23	26	25	26	21
26	22	28	27	27	27	27	26	24	23
25	28	22	28	25	29	27	29	22	21
28	29	23	24	29	28	27	23	21	24
21	24	29	27	27	27	27	21	23	26
26	29	22	20	21	28	27	26	24	23
29	21	26	25	29	22	27	26	26	25
24	28	25	29	21	28	27	23	25	22
29	22	20	27	27	27	27	24	28	25
21	24	23	25	26	21	22	25	21	22

매일의 언어 문제

마늘, 마당, 마디, 마술, 마을, 막강, 막내, 막대, 만능, 만두, 만물, 말미, 말썽, 말씀, 맛살, 망고, 망상, 망신, 망치, 맞절, 매개, 매미, 매일, 맥박, 맥주, 맨손, 맵시, 맷돌, 맹금, 맹목, 맹세, 머루, 머리, 머슴, 먹물, 먹성, 먹이, 먼저, 먼지, 멀미, 멈칫, 멍게, 멍석, 메기, 메밀, 메주, 멜론, 멜빵, 며칠, 멱살, 면목, 면세, 면접, 멸망, 멸종, 멸치, 명령, 명사, 명예, 모두, 모래, 모범, 모습, 모자, 목격, 목적, 목화, 몰두, 몰래, 몰수, 몸살, 몹시, 몽땅, 몽롱, 무게, 무늬, 무릎, 무역, 무용, 묵상, 문명, 문제, 문화, 물감, 물량, 물리, 미래, 미소, 미술, 미역, 미인, 민속, 민족, 민첩, 밀고, 밀렵, 밀월, 밉상, 밑면, 밑밥 … 등이 있습니다.

화

매일의 계산 문제

① 6 ② 33 ③ 89 ④ 52

⑤ 29 ⑥ 309 ⑦ 562 ⑧ 253

숫자 계산

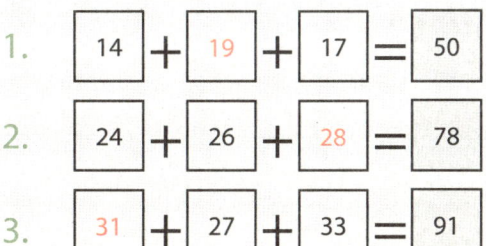

1. 14 + 19 + 17 = 50
2. 24 + 26 + 28 = 78
3. 31 + 27 + 33 = 91

매일의 언어 문제

정산, 정원, 정기, 정소, 정지, 정학, 정보, 정문, 산정, 산소, 산원, 산기, 산지, 산과, 산문, 산보, 산학, 산동, 공원, 공정, 공기, 공학, 공동, 공감, 공소, 공지, 소정, 소원, 소동, 소지, 소학, 소문, 소감, 원정, 원소, 원기, 원문, 원동, 기산, 기정, 기공, 기소, 기지, 기원, 기문, 기동, 지정, 지원, 지문, 지보, 지동, 과정, 과원, 과학, 과감, 학정, 학원, 학기, 학지, 학과, 학문, 학보, 학동, 학감, 문정, 문과, 문학, 문지, 보산, 보정, 보기, 보학, 보문, 동산, 동정, 동원, 동공, 동기, 동지, 동문, 동감, 감정, 감소, 감원, 감기, 감동 … 등이 있습니다.

5주 정답

매일의 계산 문제

① 32 ② 93 ③ 96 ④ 783
⑤ 408 ⑥ 972 ⑦ 2184 ⑧ 17118

글자 회전

뚫	남사	롬	사과
꽃	사람	물	사과

살햇	리수독	롬작농	승백전백
햇살	독수리	농작물	백전백승

수

매일의 언어 문제

1. 개망초 2. 나팔꽃 3. 군자란 4. 납매 5. 꽈리 6. 국화 7. 데이지 8. 금낭화

매일의 계산 문제

① 6 ② 31 ③ 19 ④ 93
⑤ 9 ⑥ 21 ⑦ 13 ⑧ 161

스도쿠

3	2	1	4
4	1	3	2
2	3	4	1
1	4	2	3

목

매일의 언어 문제

1. 퍼즐 조각을 (맞히다 / **맞추다**).
2. 우리 집 막내는 (**개구쟁이** / 개구장이) 다.
3. 재산을 (늘이다 / **늘리다**)
4. (**팔꿈치** / 팔굼치) 에 멍이 들다.
5. 부엌에서 (**설거지** / 설겆이) 를 하다.

[참고 : MBC 우리말 나들이 / 국립국어원]

금

매일의 계산 문제

1) 106　2) 665　3) 38　4) 64

5) 117　6) 455　7) 50　8) 313

글자와 위치 기억하기

	토			
코	끼	리		사
				자
돌	고	래		호
	양			랑
	이		원	숭	이

매일의 언어 문제

1. 라일락　2. 도라지꽃　3. 목련　4. 맨드라미　5. 모란　6. 라벤더　7. 구절초　8. 동백꽃

상기하기

1. 개망초, 구절초, 국화, 군자란, 금낭화, 금어초, 꽈리, 나팔꽃, 납매, 달리아, 데이지, 도라지꽃, 동백꽃, 라벤더, 라일락, 매화, 맨드라미, 모란, 목련

2.

화	개	나	리	모	라	벤	더
라	너	라	일	개	일	국	나
목	사	납	매	나	락	낭	목
자	금	리	화	국	해	일	련
매	군	모	련	백	바	금	어
군	자	란	나	팔	모	낭	동
나	납	리	푸	미	국	화	맨
매	나	팔	꽃	초	호	파	드

6
뇌미인 트레이닝 베이직
여섯째 주

월

월   일

일기 쓰기

지난 일주일 동안 느꼈던 감정들을 아래에 제시된 단어를 이용하여 문장으로 써보세요.

걱정하다. 귀찮다. 당황스럽다. 감사하다. 기쁘다. 놀라다. 만족스럽다. 반갑다. 부럽다. 벅차다.
서운하다. 슬프다. 뿌듯하다. 사랑스럽다. 상쾌하다. 신나다. 안타깝다. 자랑스럽다. 재미있다. 즐겁다.
지루하다. 화나다. 짜증스럽다. 행복하다. 흐뭇하다. 홀가분하다. 후회스럽다. 감동하다. 좋다.

예) 나는 지난 주 수요일에 친구와 함께 등산을 가서 기분이 매우 상쾌했다.

....

....

....

꽃 단어 꽃 이름 입니다. 따라 써보세요.

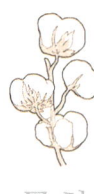 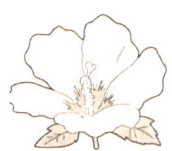 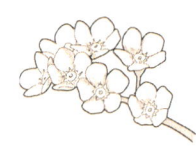 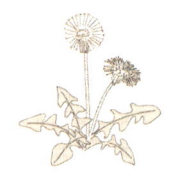

| 목화 | 무궁화 | 물망초 | 민들레 |

매일의 계산 문제

①   2   ②   9   ③   59   ④   41
+ 7   + 2   + 8   + 15

⑤ 54   ⑥ 89   ⑦ 334   ⑧ 716
+ 37   + 34   + 209   + 198

같은 글자 찾기

주의집중력

전두엽을 활성화시키는 주의집중력 훈련입니다

아래의 〈글자판〉에서 글자 **'감'**을 모두 찾아 색칠해 보세요.
찾은 글자 **'감'**을 모두 연결했을 때 어떤 글자가 나오는지 맞혀보세요.

강	갑	갓	같	간	강	갓	간	같	강
같	감	감	감	감	강	감	감	간	같
갓	간	갑	간	감	갓	같	감	갑	갓
갑	강	간	같	감	갓	간	감	감	강
같	간	강	갑	감	갑	같	감	갑	간
강	같	간	갓	간	강	갑	간	강	갓
같	간	감	감	감	감	감	감	갑	강
갓	갑	감	강	같	갓	같	감	간	갓
갑	간	감	감	감	감	감	감	강	간
강	같	갑	간	강	갓	갑	간	갓	같

매일의 언어 문제

"ㅂ"으로 시작하는 두 글자 단어를 10개 이상 적어보세요.

보석

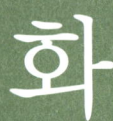

월   일

전화번호부 만들기

친구들의 전화번호를 기억해서 적어보세요.

친구이름	전화번호
홍길동	010 - 1234 - 5678

꽃 단어 꽃 이름 입니다. 따라 써보세요.

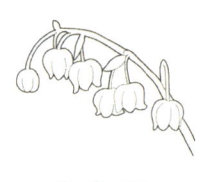
방울꽃

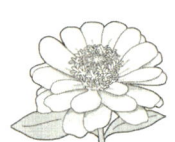
백일홍

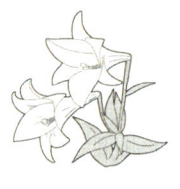
백합

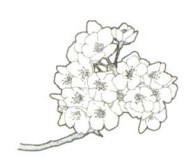
벚꽃

매일의 계산 문제

① 7 − 4

② 95 − 2

③ 54 − 7

④ 87 − 66

⑤ 40 − 17

⑥ 413 − 66

⑦ 753 − 634

⑧ 951 − 468

무게 계산

계산력

왼쪽 두정엽을 활성화시키는 계산력 훈련입니다

아래 표에는 도형들의 무게가 제시되어 있습니다. 저울에 있는 도형들의 총 무게를 계산하여 적어보세요.

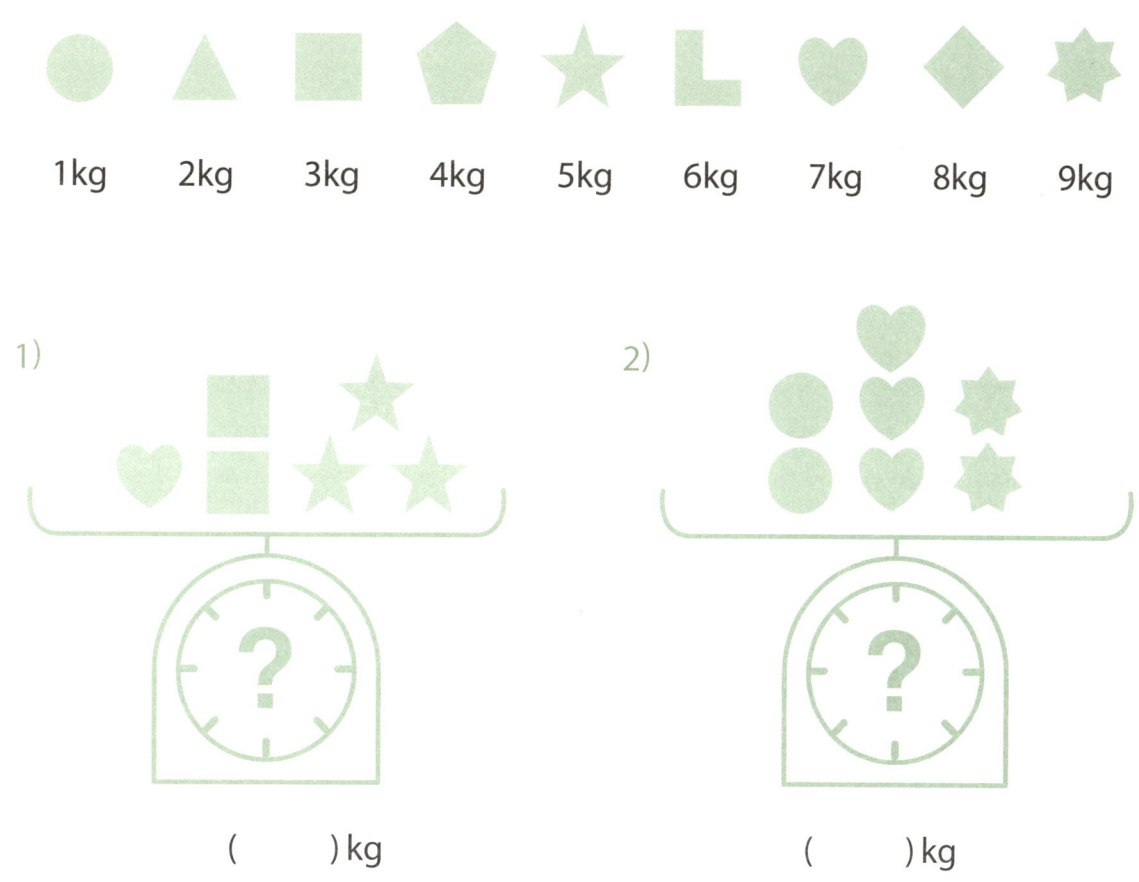

매일의 언어 문제

두 글자씩 짝을 지어 단어를 만들어보세요. (글자 중복 사용가능)

도시   입구

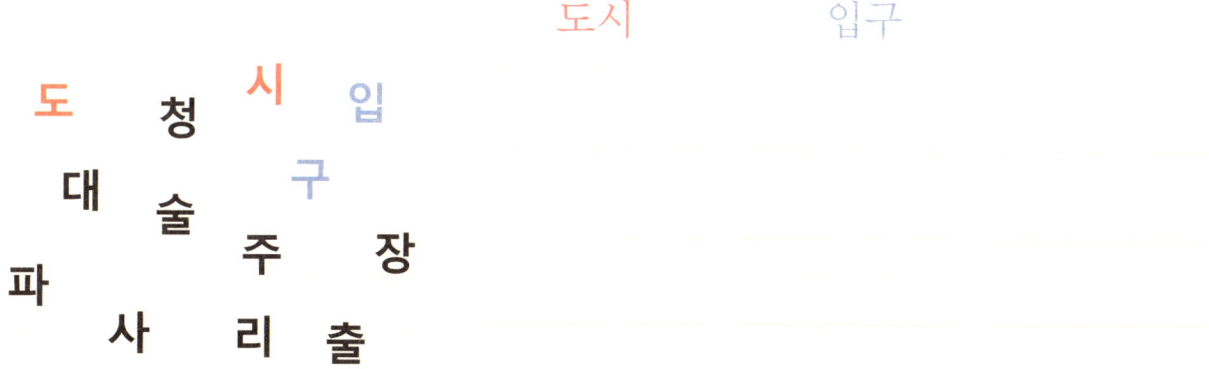

수

월   일

일기 쓰기

자유롭게 빈칸을 채워서 일기를 완성해 보세요.

· 오늘은 _____월 _____일 _____요일이며, 아침 _____시에 기상했다.
· 어제 참 재미있었던 일은 _____이었다.
· 오늘 낮에 _____에 가서 _____을/를 했다.
· 오늘 본 TV 방송 중에서 _____이/가 제일 재미있었다.
· 내일 _____시에 _____약속이 있다.

꽃 단어   꽃 이름 입니다. 따라 써보세요.

베고니아 (begonia)

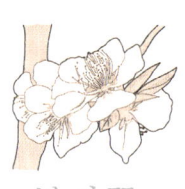
복사꽃

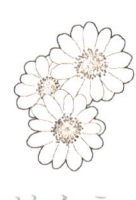
복수초

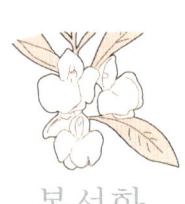
봉선화

매일의 계산 문제

1)   6   × 6

2) 34   × 2

3) 15   × 7

4) 98   × 4

5) 12   × 32

6) 38   × 18

7) 958 × 3

8) 271 × 47

도형 회전

시공간 능력

오른쪽 두정엽을 활성화시키는 시공간 능력 훈련입니다

아래 〈예시〉처럼 같은 모양의 도형들이 일정한 방향으로 회전되어 있습니다.
회전된 4개의 도형 중에 색깔 토막의 위치가 다른 도형 하나를 찾아보세요.

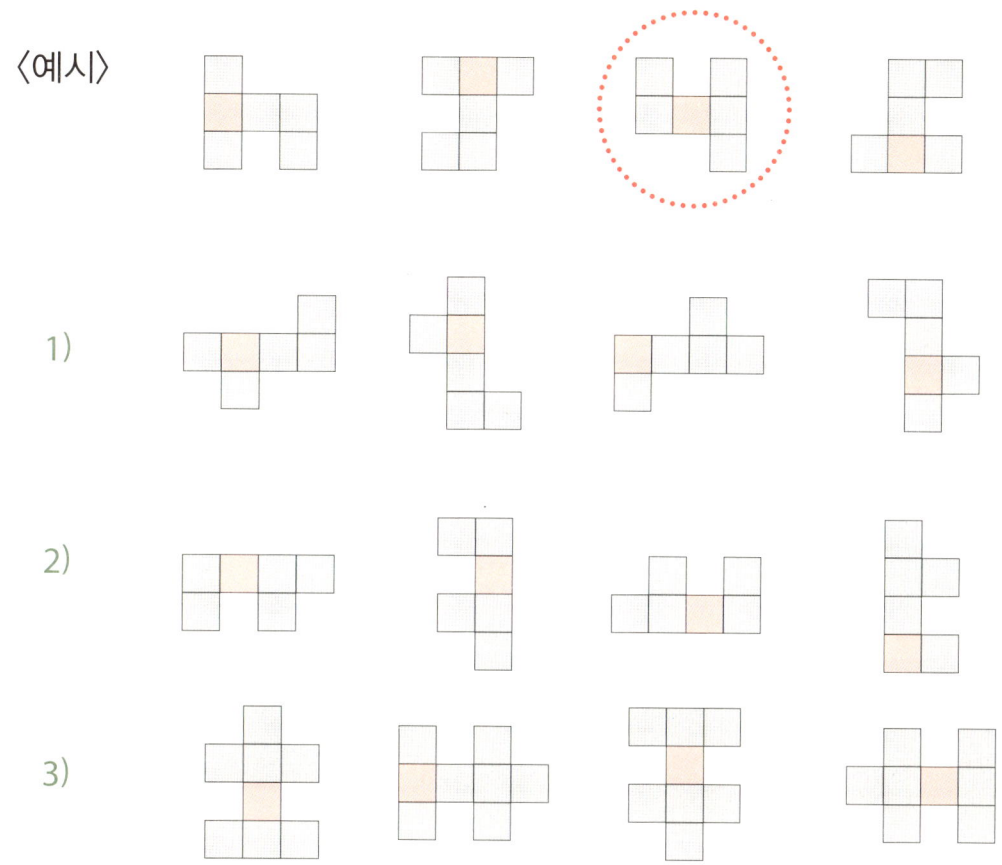

매일의 언어 문제

아래 제시된 초성을 보고 꽃 이름을 맞혀보세요.

예: ㄱ ㄴ ㄹ ➔ **개나리**

1 ㅁ 궁 ㅎ
2 방 ㅇ ㄲ
3 ㅂ 선 ㅎ
4 목 ㅎ

5 ㅂ 합
6 ㅁ ㄷ 레
7 물 ㅁ 초
8 ㅂ 사 ㄲ

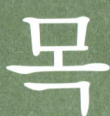

내가 졸업한 학교

과거에 졸업한 학교 이름과 졸업 연도를 적어보세요.

시기	졸업한 학교명	졸업 연도
초등학교 / 국민학교		
중학교		
고등학교		
대학교		
대학원		
기타	예시) 뇌미인 주부학교	

꽃 단어 꽃 이름 입니다. 따라 써보세요.

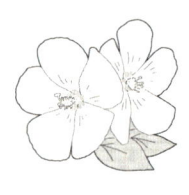
부용

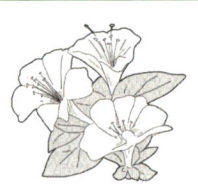
분꽃

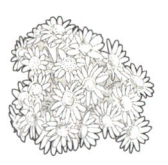
산국

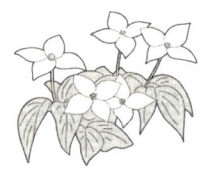
산딸나무꽃

매일의 계산 문제

1. 7) 63

2. 2) 42

3. 4) 96

4. 3) 291

5. 48 ÷ 6 =

6. 66 ÷ 3 =

7. 87 ÷ 3 =

8. 954 ÷ 6 =

규칙 전환

전두엽 기능

전두엽을 활성화시키는 집행기능 훈련입니다

한자는 앞 순서 요일에, 한글은 뒤 순서 요일에 동그라미 표시하세요.
(요일 순서는 월(月), 화(火), 수(水), 목(木), 금(金), 토(土), 일(日) 입니다)
앞에서부터 순서대로 가능한 한 빨리 해보세요.

火 水	월 목

月 木	화 수	木 土	일 금
수 금	月 火	토 일	火 木
金 土	수 일	목 월	金 水
화 목	月 金	日 水	토 화
水 月	금 목	土 火	월 토
日 火	金 月	목 수	日 木
토 월	수 토	金 日	금 화

매일의 언어 문제

알맞은 맞춤법을 찾아 동그라미 치세요.

[예시] 호텔에 (묶다 / **묵다**).

1. 그는 (베짱 / 배짱) 이 두둑하다.
2. 눈이 하얗게 덮인 (산봉오리 / 산봉우리).
3. 오늘 너희 집으로 (갈께/ 갈게).
4. 음식에 (흑설탕 / 흙설탕) 을 첨가하다.
5. 그녀는 나이에 비해 (애띤 / 앳된) 목소리를 가지고 있다.

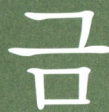

금

월   일

일기쓰기

자유롭게 빈칸을 채워서 일기를 완성해 보세요.

- 오늘은 _____월 _____일 _____요일이며, 아침 _____시에 기상했다.
- 이번 한주 동안 _____, _____, _____, _____을/를 샀다.
- 이번 주 월요일부터 금요일까지 총 쓴 돈은 _____원이다.
- 이번 주말에는 외식으로 _____을/를 먹을 계획이다.
- 다음 주에 가장 기대되는 일은 _____이다.

꽃 단어 꽃 이름 입니다. 따라 써보세요.

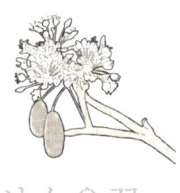
산수유꽃

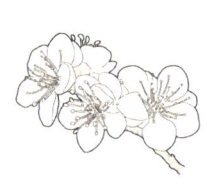
살구꽃

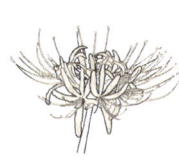
상사화

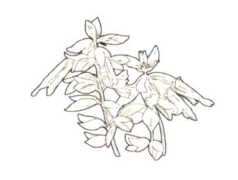
샐비어 (salvia)

매일의 계산 문제

① 78 + 14 - 66 =

② 17 × 14 - 64 =

③ 39 ÷ 3 - 11 =

④ 50 × 8 ÷ 4 =

⑤ 68 - 27 + 36 + 59 =

⑥ 43 × 34 + 48 - 83 =

⑦ 48 ÷ 3 - 13 + 99 =

⑧ 19 × 28 ÷ 2 - 58 =

바둑 위치 기억하기

기억력

측두엽을 활성화시키는 기억력 훈련입니다

아래 바둑판에 있는 각 바둑알의 위치를 기억해보세요. 흑돌과 백돌의 순서를 기억해보면 쉽게 기억할 수 있을 거예요. 뒷장으로 넘겨서 기억한 바둑알의 위치를 그려보세요.

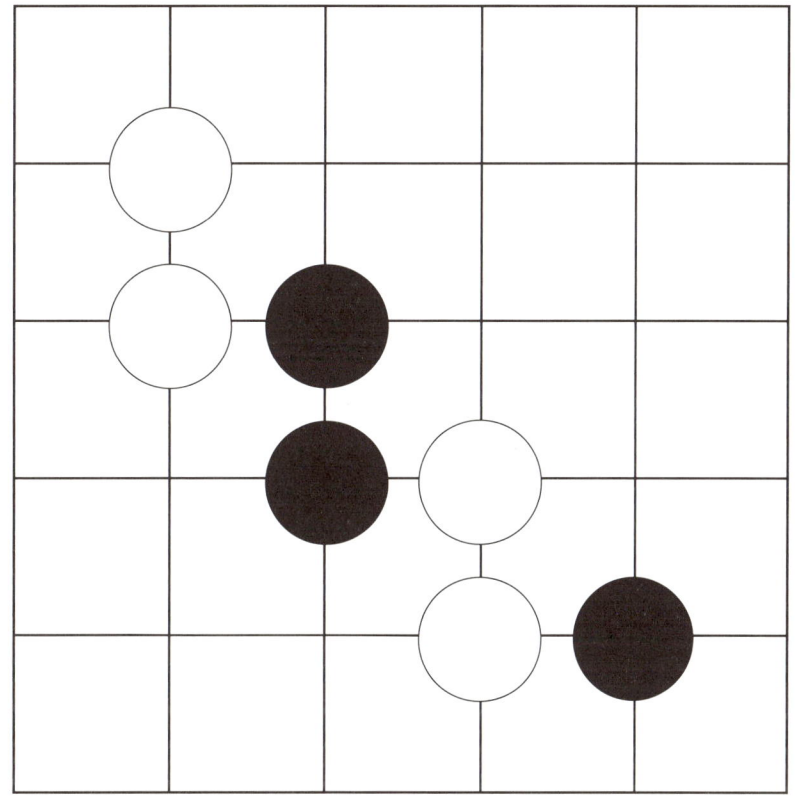

매일의 언어 문제

아래 제시된 초성을 보고 꽃 이름을 맞혀보세요.

예: ㄱ ㄴ ㄹ ➡ **개나리**

1 ㅂ 꽃
2 ㅅ ㄸ 나무꽃
3 ㅂ 일 ㅎ
4 상 ㅅ ㅎ

5 산 ㄱ
6 ㅂ 용
7 ㅅ ㄱ 꽃
8 복 ㅅ 초

바둑 위치 기억하기

월   일

바둑알의 위치를 기억해볼까요?
아래 예시처럼 앞서 기억했던 바둑알을 바둑판의 알맞은 위치에 그려보세요.

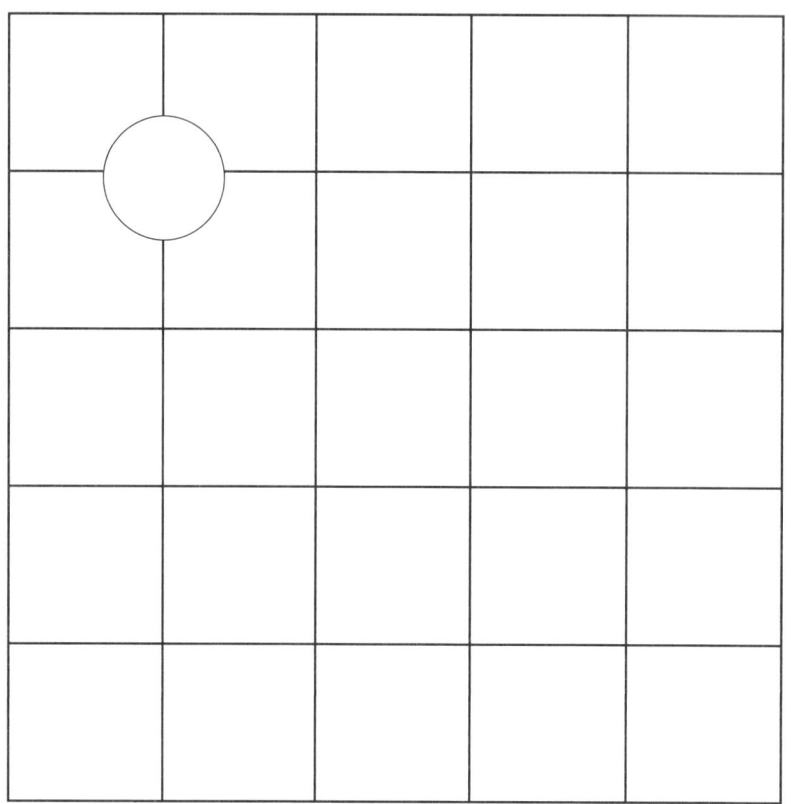

똑같이 그리기

아래 왼쪽에 있는 바둑판 그림을 오른쪽 바둑판에 똑같이 그려보세요.

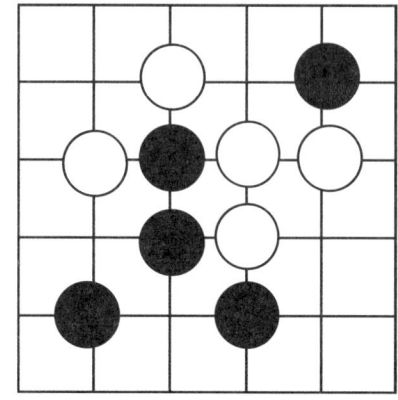  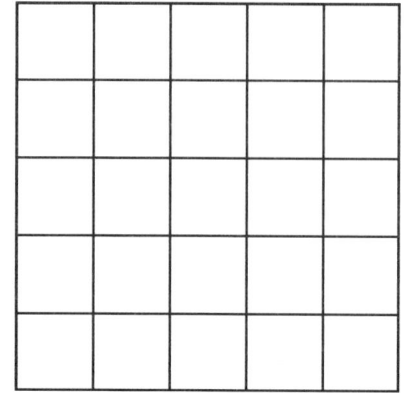

상기하기

6주차 단어

1) 이번 주는 꽃에 대해 알아봤습니다. 다시 상기 해봅시다.
   이번 주에 배운 꽃 이름을 생각나는대로 최대한 많이 적어보세요.

   무궁화

2) 아래 글자판에서 이번 주에 배운 꽃 이름을 모두 찾아 동그라미 치세요.

무	궁	호	민	들	레	무	울
민	레	봉	수	상	물	망	초
백	호	선	미	방	초	화	무
무	궁	화	보	백	일	분	궁
상	벗	나	합	방	울	꽃	해
소	백	합	산	울	화	백	나
백	일	무	민	들	상	사	화
궁	홍	목	벗	꽃	가	나	산

즐거운 주말이 왔습니다

선을 진하게 따라 그린 후, 예쁘게 색칠해보세요.

6주 정답

매일의 계산 문제

1) 9   2) 11   3) 67   4) 56

5) 91   6) 123   7) 543   8) 914

같은 글자 찾기

월

매일의 언어 문제

바둑, 바람, 바지, 박수, 박쥐, 박학, 반대, 반전, 반환, 받침, 발견, 발명, 발휘, 밤새, 밥맛, 방금, 방대, 방범, 방수, 배꼽, 배낭, 배우, 백성, 백발, 백과, 뱁새, 뱃길, 뱅어, 버스, 버섯, 버릇, 번개, 번역, 번창, 벌금, 벌레, 벌칙, 범람, 범위, 범인, 법규, 법률, 법정, 벚꽃, 베개, 베틀, 벼락, 벼루, 벼슬, 벽돌, 벽보, 벽지, 변경, 변론, 변화, 별개, 별장, 별세, 병풍, 병원, 병행, 보급, 보상, 보험, 복리, 복사, 복습, 본전, 본질, 볼모, 볼링, 볼펜, 봄볕, 봇물, 봉기, 봉사, 봉제, 부분, 부서, 부양, 북극, 북어, 북한, 분리, 분신, 분투, 불가, 불교, 불만, 붓꽃, 붕괴, 비누, 비례, 비밀, 빈곤, 빈도, 빈번, 빙결, 빙산, 빙자 … 등이 있습니다.

매일의 계산 문제

1) 3   2) 93   3) 47   4) 21

5) 23   6) 347   7) 119   8) 483

무게 계산

1. 28 kg   2. 41 kg

화

매일의 언어 문제

도시, 도청, 도입, 도구, 도술, 도주, 도면, 도리, 도적, 도출, 도사, 도장, 시도, 시청, 시구, 시술, 시주, 시대, 시사, 시장, 청구, 청주, 청도, 청사, 입시, 입구, 입술, 입주, 입대, 입적, 입출, 입사, 입장, 구도, 구청, 구입, 구술, 구면, 구리, 구출, 구사, 주도, 주입, 주술, 주파, 주사, 주장, 대청, 대입, 대구, 대면, 대파, 대리, 대적, 대출, 대사, 대장, 파도, 파주, 파면, 파리, 파출, 파장, 출시, 출입, 출구, 출장, 사도, 사구, 사주, 사대, 사리, 사출, 사장, 장도, 장구, 장대, 장사, 술사, 술시, 술청 … 등이 있습니다.

6주 정답

매일의 계산 문제

1. 36 2. 68 3. 105 4. 392

5. 384 6. 684 7. 2874 8. 12737

도형 회전 　　　　　　　　　　　　　수

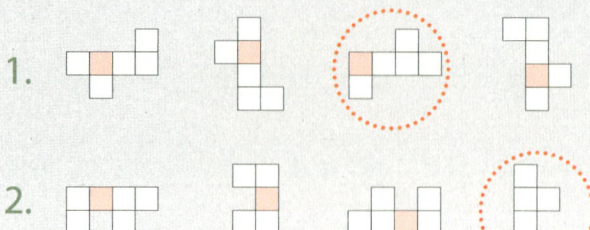

1.
2.
3.

매일의 언어 문제

1. 무궁화 2. 방울꽃 3. 봉선화 4. 목화 5. 백합 6. 민들레 7. 물망초 8. 복사꽃

매일의 계산 문제

1. 9 2. 21 3. 24 4. 97

5. 8 6. 22 7. 29 8. 159

규칙 전환 　　　　　　　　　　　　　목

月	木	화	수	木	土	일	금
수	金	月	火	토	일	火	木
金	土	수	일	목	월	금	水
화	목	月	金	日	水	토	화
水	月	금	목	土	火	월	토
日	火	金	月	목	수	日	木
토	월	수	토	金	日	금	화

매일의 언어 문제

1 그는 (베짱 / **배짱**) 이 두둑하다.
2 눈이 하얗게 덮인 (산봉오리 / **산봉우리**).
3 오늘 너희집으로 (갈께/ **갈게**).
4 음식에 (**흑설탕** / 흙설탕) 을 첨가하다.
5 그녀는 나이에 비해 (애띤 / **앳된**) 목소리를 가지고 있다.　　[참고 : MBC 우리말 나들이 / 국립국어원]

매일의 계산 문제

1. 26 2. 174 3. 2 4. 100

5. 136 6. 1427 7. 102 8. 208

바둑 위치 기억하기

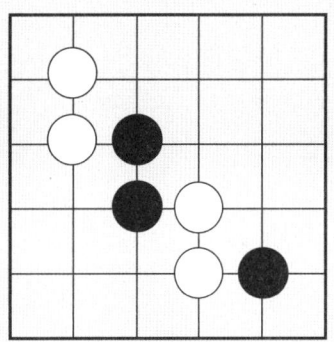

금

매일의 언어 문제

1. 벚꽃, 분꽃   2. 산딸나무꽃   3. 백일홍   4. 상사화   5. 산국   6. 부용   7. 살구꽃   8. 복수초

상기하기

1. 목화, 무궁화, 물망초, 민들레, 방울꽃, 백일홍, 백합, 벚꽃, 베고니아, 복사꽃
   복수초, 봉선화, 부용, 분꽃, 산국, 산딸나무꽃, 산수유꽃, 살구꽃, 상사화, 샐비어

2.
무	궁	호	민	들	레	무	울
민	레	봉	수	상	물	망	초
백	호	선	미	방	초	화	무
무	궁	화	보	백	일	분	궁
상	벚	나	합	방	울	꽃	해
소	백	합	산	울	화	백	나
백	일	무	민	들	상	사	화
궁	홍	목	벚	꽃	가	나	산

7
뇌미인 트레이닝 베이직
일곱째 주

월

월   일

일기쓰기

자유롭게 빈칸을 채워서 일기를 완성해 보세요.

- 오늘은 _____ 년 _____ 월 _____ 일 _____ 요일이다.
- 지난 주말에는 _____ 와 함께 _____ 을/를 갔다.
- 어제 낮에는 _____ 을/를 했으며, 저녁에는 _____ 을/를 했다.
- 오늘 점심 식사로 _____ 와/과 함께 _____ 을/를 먹었다.
- 이번 주에 가장 신나는 계획은 _____ 이다.

꽃 단어 꽃 이름 입니다. 따라 써보세요.

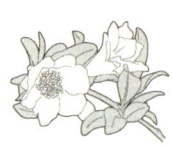
석류꽃

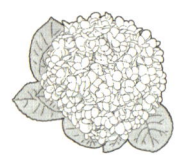
수국

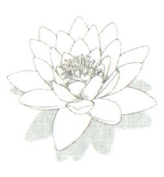
수련

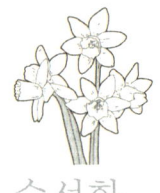
수선화

매일의 계산 문제

①   4
 + 4

②   8
 + 7

③   58
 + 3

④   46
 + 33

⑤   65
 + 38

⑥   86
 + 55

⑦ 415
 + 347

⑧ 483
 + 299

같은 모양 찾기

주의집중력

전두엽을 활성화시키는 주의집중력 훈련입니다

아래 예시처럼 표에서 기호 '▶'를 모두 찾아 동그라미 표시하고,
예시를 포함하여 총 몇 개인지 맞혀보세요.

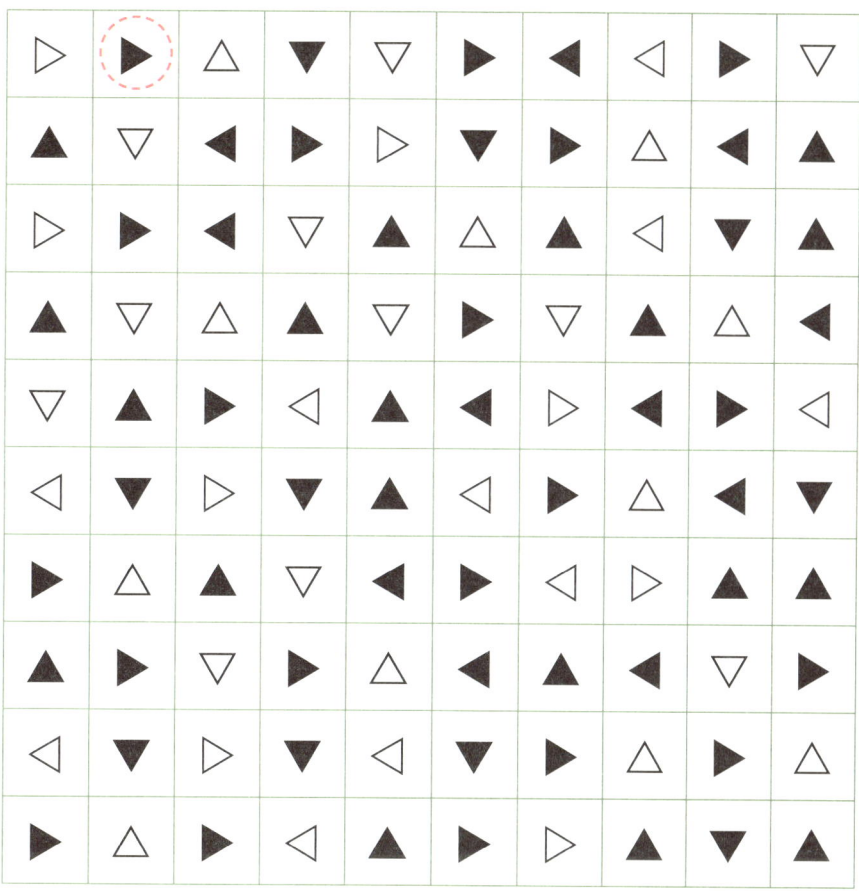

매일의 언어 문제

"ㅅ" 으로 시작하는 두 글자 단어를 10개 이상 적어보세요.

사자

화

월   일

물건의 위치

각 방에 어떤 물건들이 있는지 기록해보세요.

위치	물건들
거실	소파,
부엌	
안방	
작은방	
베란다	

꽃 단어 꽃 이름 입니다. 따라 써보세요.

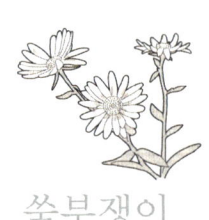 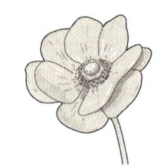 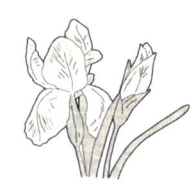 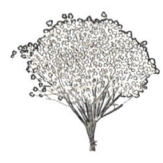

쑥부쟁이   아네모네 (anemone)   붓꽃 (iris)   안개꽃

매일의 계산 문제

①   9 − 4

②   47 − 4

③   86 − 9

④   69 − 46

⑤   72 − 28

⑥   651 − 13

⑦   341 − 268

⑧   415 − 277

주사위 계산

계산력

왼쪽 두정엽을 활성화시키는 계산력 훈련입니다

주사위의 동그라미 개수를 숫자로 연상하여 계산해보세요.
〈예시〉와 같이 주사위 두 개가 이어 있으면 두 자리 숫자, 세 개가 이어 있으면
세 자리 숫자가 됩니다.

〈예시〉   1 3 5 + 2 6 = **161**

1)

2)

3)

매일의 언어 문제

두 글자씩 짝을 지어 단어를 만들어보세요. (글자 중복 사용가능)

발전   국어

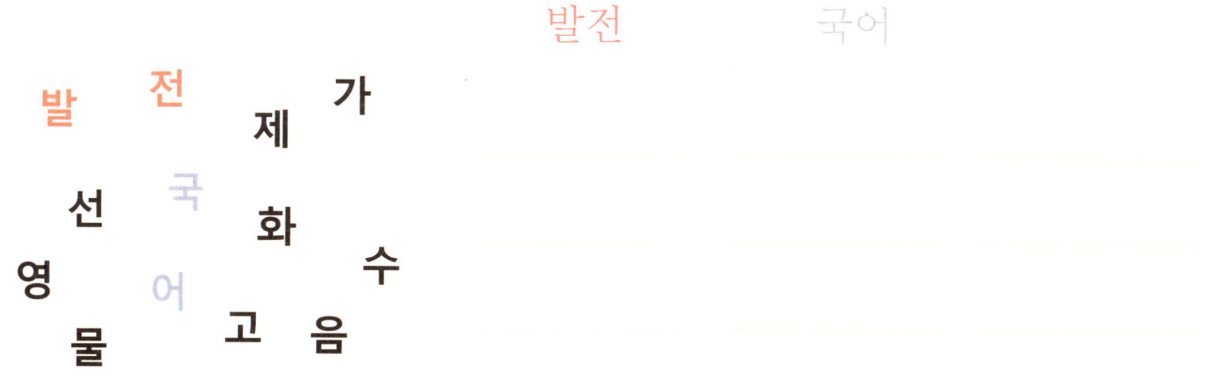

일기쓰기

어제와 오늘 느꼈던 감정들을 아래에 제시된 단어를 이용하여 문장으로 써보세요.

걱정하다. 귀찮다. 당황스럽다. 감사하다. 기쁘다. 놀라다. 만족스럽다. 반갑다. 부럽다. 벅차다.
서운하다. 슬프다. 뿌듯하다. 사랑스럽다. 상쾌하다. 신나다. 안타깝다. 자랑스럽다. 재미있다. 즐겁다.
지루하다. 화나다. 짜증스럽다. 행복하다. 흐뭇하다. 홀가분하다. 후회스럽다. 감동하다. 좋다.

예) 오늘 낮에 오랜만에 친구들을 만나서 기분이 좋았다.

꽃 단어 꽃 이름 입니다. 따라 써보세요.

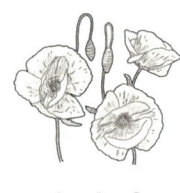 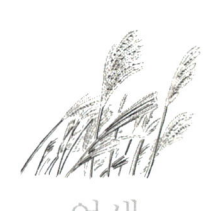 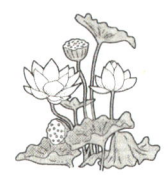 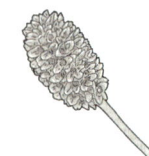

양귀비 　　　 억새 　　　 연꽃 　　　 오이풀

매일의 계산 문제

1) 2 × 5

2) 12 × 2

3) 21 × 9

4) 38 × 5

5) 33 × 13

6) 40 × 28

7) 276 × 4

8) 514 × 45

위에서 본 모양

시공간 능력

오른쪽 두정엽을 활성화시키는 시공간 능력 훈련입니다

예시처럼 쌓여진 블록들을 위에서 내려다봤을 때 어떻게 보일지 생각해 보세요.
위에서 본 모양을 그대로 오른쪽 빈칸에 색칠해 보세요.

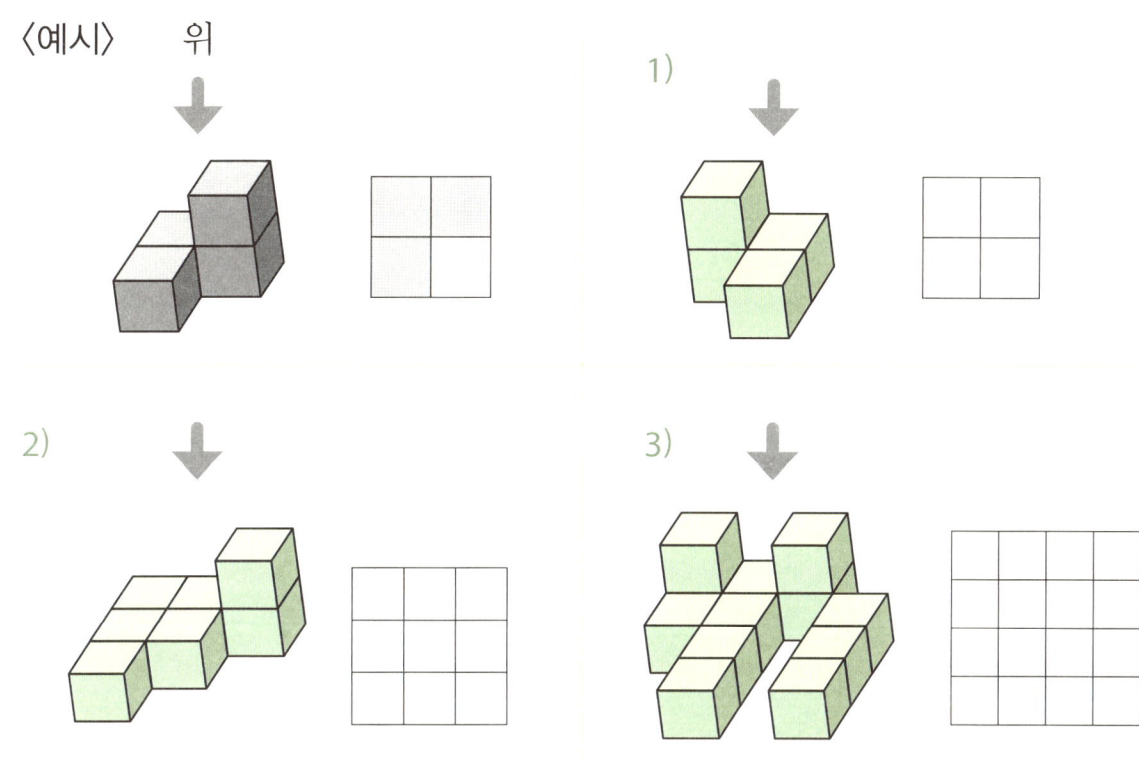

매일의 언어 문제

아래 제시된 초성을 보고 꽃 이름을 맞혀보세요.

예: ㄱ ㄴ ㄹ → **개나리**

1 수 ㄱ

2 ㅇ귀ㅂ

3 오ㅇ풀

4 ㅅ선ㅎ

5 ㅇㄱ꽃

6 ㅅ련

7 ㅆㅂ쟁ㅇ

8 억ㅅ

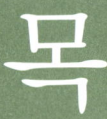

우리 동네

내가 자주 이용하는 건물/시설의 이름을 적어봅시다.

건물 / 시설	이름
내가 자주 이용하는 슈퍼	
내가 자주 이용하는 미용실	
내가 자주 이용하는 카페	
내가 자주 이용하는 식당	
내가 자주 이용하는 종교 시설	
내가 자주 이용하는 스포츠센터	

꽃 단어 꽃 이름 입니다. 따라 써보세요.

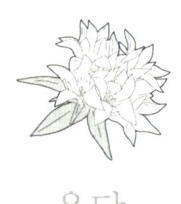
용담

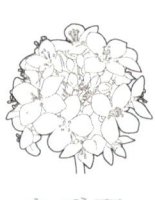
유채꽃

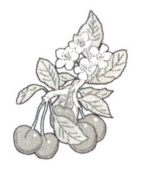
자두나무꽃

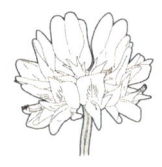
자운영

매일의 계산 문제

① 8) 56

② 2) 44

③ 4) 92

④ 4) 616

⑤ 63 ÷ 9 =

⑥ 82 ÷ 2 =

⑦ 54 ÷ 3 =

⑧ 518 ÷ 7 =

도형 추론

전두엽 기능

전두엽을 활성화시키는 집행기능 훈련입니다

다음 네모 상자 안에 도형들은 일련의 규칙에 따라 나열되어 있습니다.
어떤 규칙이 있는지 생각해보고, 물음표 빈칸에 들어갈 알맞은 도형을 보기에서 골라보세요.

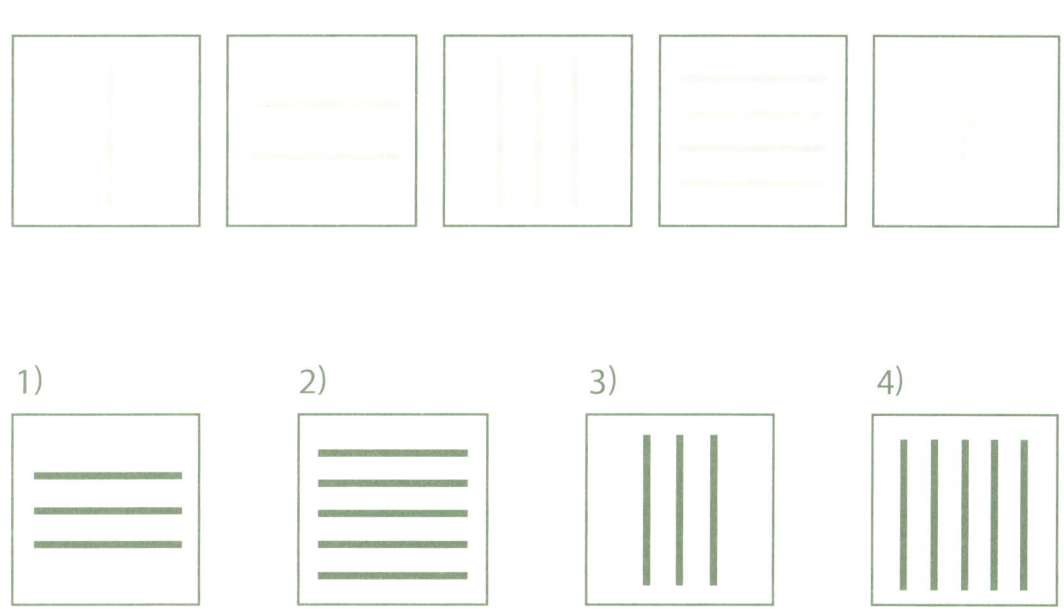

매일의 언어 문제

알맞은 맞춤법을 찾아 동그라미 치세요.

[예시] 호텔에 (뮤다 / (묵다)).

1. (베개 / 벼개) 가 푹신해서 좋다.
2. (아지랭이 / 아지랑이)가 피어오르다.
3. 얼굴의 (붓기 / 부기) 가 많이 빠지다.
4. 내일 미술시간에 (도와지 / 도화지) 가 필요하다.
5. 친구가 결혼하여 (부조 / 부주) 를 하였다.

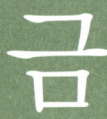

금

월   일

일기쓰기

자유롭게 빈칸을 채워서 일기를 완성해 보세요.

- 오늘은 _____ 월 _____ 일 _____ 요일이며, 날씨는 _____ 다.
- 이번 주에는 외식을 총 _____ 번 했다.
- 이번 주에 가장 기억에 남는 일은 _____ 이다.
- 이번 주말에는 _____ 에 가서 _____ 을/를 할 계획이다.
- 다음 주 _____ 요일에 _____ 와/과 함께 _____ 식사를 할 것이다.

꽃 단어 꽃 이름 입니다. 따라 써보세요.

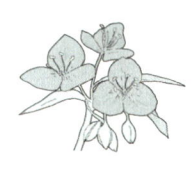
자주달개비

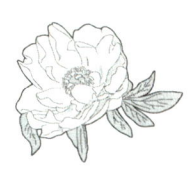
작약

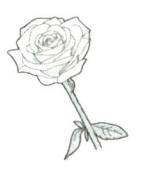
장미

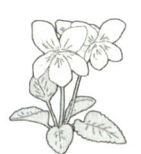
제비꽃

매일의 계산 문제

1. 34 - 16 + 27 =
2. 18 × 59 + 27 =
3. 78 ÷ 6 + 68 =
4. 46 ÷ 2 × 7 =
5. 73 + 54 - 37 - 25 =
6. 32 × 23 - 94 + 46 =
7. 96 ÷ 8 + 54 - 28 =
8. 29 × 33 ÷ 3 + 46 =

숫자 기억

기억력

측두엽을 활성화시키는 기억력 훈련입니다

아래에 뇌미인 로또 당첨 번호가 있습니다. 최대한 많은 숫자들을 기억해보세요. 기억한 숫자가 많을 수록 높은 등수에 당첨될 수 있으며, 높은 등수에 당첨되면 자녀분께서 당첨금을 드릴 겁니다. 뒷장을 넘겨서 기억한 숫자를 적어보겠습니다.

보너스 번호

1등 : 외운 숫자와 당첨숫자가 6개 일치 + 보너스 번호까지 외우면 (당첨금액 : 20억)
2등 : 외운 숫자와 당첨숫자가 6개 일치 (당첨금 : 5,000만원)
3등 : 5개 숫자 일치 (당첨금 : 150만원)
4등 : 4개 숫자 일치 (당첨금 : 5만원)
5등 : 3개 숫자 일치 (당첨금 : 5천원)

• 위 숫자는 가상의 숫자로 실제 로또와는 관련이 없으며 당첨규칙 또한 다릅니다.

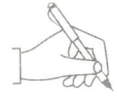 **쓰면서 외우기**

매일의 언어 문제

아래 제시된 초성을 보고 꽃 이름을 맞혀보세요.

예: ㄱ ㄴ ㄹ ➡ **개나리**

1 ㅇ 꽃   5 ㅈ 약
2 ㅈ ㅈ 달 ㄱ 비   6 ㅈ ㅁ
3 ㅇ 채 ㄲ   7 용 ㄷ
4 ㅈ 운 영   8 ㅈ ㅂ 꽃

숫자기억

월   일

앞서 기억한 숫자들을 기억해볼까요?
기억나는 대로 숫자들을 최대한 많이 적어보세요.
기억한 숫자가 많을수록 높은 등수에 당첨될 수 있습니다.

앞페이지를 보면서 숫자가 맞았는지 확인해보겠습니다.
맞추신 숫자를 자녀분께 보여주시면 해당하는 당첨금을 드릴 거에요. ^^

내가 20억에 당첨된다면...

만약 실제로 20억에 당첨된다면 무엇을 하고 싶으신가요?
하고 싶은 것을 1위부터 8위까지 순위를 매겨 적어보세요.

1.   5.

2.   6.

3.   7.

4.   8.

상기하기

7주차 단어

1) 이번 주는 꽃에 대해 알아봤습니다. 다시 상기 해봅시다.
   이번 주에 배운 꽃 이름을 생각나는대로 최대한 많이 적어보세요.

   수련

2) 아래 글자판에서 이번 주에 배운 꽃 이름을 모두 찾아 동그라미 치세요.

양	주	수	선	화	쑥	부	자
귀	유	련	쟁	이	작	약	새
비	채	장	마	수	미	연	수
꽃	쑥	부	쟁	이	안	개	국
장	미	수	제	오	비	유	선
약	제	연	꽃	수	자	채	양
자	비	연	련	안	개	꽃	장
유	제	비	꽃	자	운	양	마

즐거운 주말이 왔습니다

가장 알맞은 그림의 그림자를 보기에서 찾아보세요.

1)

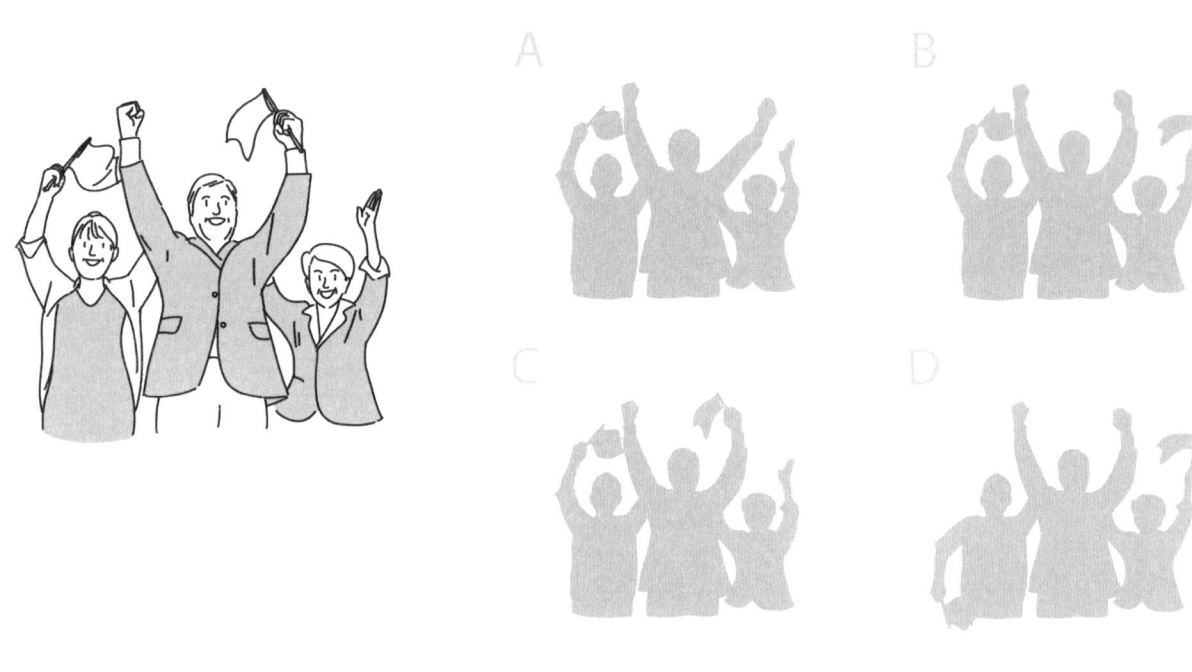

2)

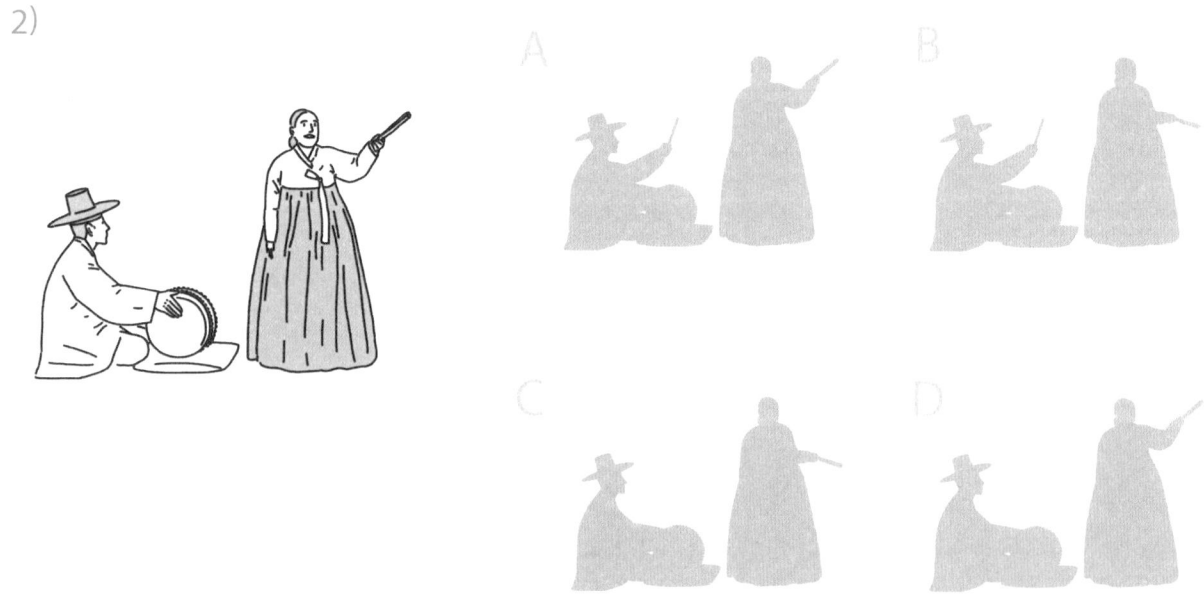

7주 정답

매일의 계산 문제

① 8　② 15　③ 61　④ 79

⑤ 103　⑥ 141　⑦ 762　⑧ 782

같은 모양 찾기

답: 총 20개

월

매일의 언어 문제

사과, 사랑, 사회, 삭감, 삭막, 산림, 산문, 산업, 살구, 살생, 삼각, 상경, 상식, 상자, 삽바, 새벽, 새우, 색깔, 색인, 샘물, 샛길, 생각, 생물, 생활, 서랍, 서명, 서양, 석권, 석류, 석양, 선거, 선물, 선반, 설계, 설명, 설화, 섬광, 섬망, 섬유, 섭외, 섭취, 성공, 성숙, 성적, 세계, 세배, 세탁, 소금, 소원, 소포, 속도, 속성, 속행, 손님, 손톱, 솔개, 솔선, 솜씨, 송곳, 송신, 송장, 쇠퇴, 수영, 수평, 수학, 숙고, 숙박, 숙연, 순결, 순대, 순리, 술잔, 숨결, 숫기, 숫자, 숭늉, 숭어, 숯불, 스님, 스승, 습격, 습관, 습도, 승강, 승리, 승부, 시간, 시민, 시절, 식당, 식물, 식사, 신발, 신용, 신호, 실기, 실장, 실험, 심리, 심판 … 등이 있습니다.

매일의 계산 문제

① 5　② 43　③ 77　④ 23

⑤ 44　⑥ 638　⑦ 73　⑧ 138

주사위 계산

1. ⬜⬜ + ⬜ = 21
2. ⬜⬜⬜ − ⬜⬜ = 284
3. ⬜ × ⬜ + ⬜⬜ = 68

화

매일의 언어 문제

발전, 발제, 발화, 발음, 국어, 국제, 국화, 국물, 국가, 국선, 국수, 전제, 전화, 전국, 전가, 전선, 전수, 전어, 고발, 고전, 고국, 고물, 고가, 고수, 고음, 가발, 가전, 가제, 가수, 제발, 제화, 제국, 제물, 제어, 화전, 화제, 화물, 화가, 화수, 화음, 선발, 선전, 선제, 선물, 선수, 수발, 수전, 수제, 수화, 수국, 수가, 수선, 수영, 영어, 영화, 영국, 어제, 어물, 어선, 어음, 물화, 물가, 물음, 음영, 음전, 음화, 음가, 음수 … 등이 있습니다.

7주 정답

매일의 계산 문제

① 10　② 24　③ 189　④ 190

⑤ 429　⑥ 1120　⑦ 1104　⑧ 23130

위에서 본 모양 　수

1. 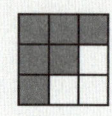　2. 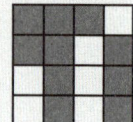　3.

매일의 언어 문제

1. 수국　2. 양귀비　3. 오이풀　4. 수선화　5. 안개꽃　6. 수련　7. 쑥부쟁이　8. 억새

매일의 계산 문제

① 7　② 22　③ 23　④ 154

⑤ 7　⑥ 41　⑦ 18　⑧ 74

도형 추론 　목

1. 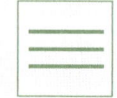　2. 　3. 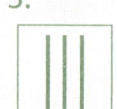　4.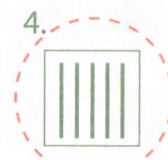

매일의 언어 문제

1　(**베개**/ 벼개) 가 푹신해서 좋다.
2　(아지랭이 / **아지랑이**)가 피어오르다.
3　얼굴의 (붓기/ **부기**) 가 많이 빠지다.
4　내일 미술시간에 (도와지 / **도화지**) 가 필요하다.
5　친구가 결혼하여 (**부조**/ 부주) 를 하였다.

[참고 : MBC 우리말 나들이 / 국립국어원]

금

매일의 계산 문제

① 45 ② 1089 ③ 81 ④ 161

⑤ 65 ⑥ 688 ⑦ 38 ⑧ 365

숫자 기억

⑧ ⑪ ㉗ ㉛ ㊱ ㊸ + ⑳

매일의 언어 문제

1. 연꽃   2. 자주달개비   3. 유채꽃   4. 자운영   5. 작약   6. 장미   7. 용담   8. 제비꽃

상기하기

1. 석류꽃, 수국, 수선화, 쑥부쟁이, 아네모네, 붓꽃, 안개꽃, 양귀비, 억새, 연꽃, 오이풀, 용담, 유채꽃, 자두나무꽃, 자운영, 자주달개비, 작약, 장미, 제비꽃

2.
양	주	수	선	화	쑥	부	자
귀	유	련	쟁	이	작	약	새
비	채	장	마	수	미	연	수
꽃	쑥	부	쟁	이	안	개	국
장	미	수	제	오	비	유	선
약	제	연	꽃	수	자	채	양
자	비	연	련	안	개	꽃	장
유	제	비	꽃	자	운	양	마

주말

그림자 찾기

1. C
2. D

8

뇌미인 트레이닝 베이직

여덟째 주

월

월   일

일기쓰기

자유롭게 빈칸을 채워서 일기를 완성해 보세요.

- 오늘은 _____년 _____월 _____일 _____요일이다.
- 지난주에 가장 인상 깊었던 일은 _____이었다.
- 어제 저녁식사로 _____을/를 먹었으며, _____이/가 가장 맛있었다.
- 오늘 _____시에 _____에서 _____을/를 했다.
- 이번 주에 챙겨야 할 약속은 _____이/가 있다.

꽃 단어 꽃 이름 입니다. 따라 써보세요.

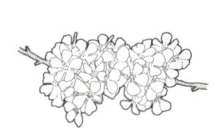 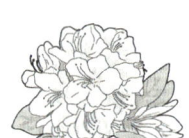 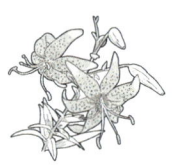 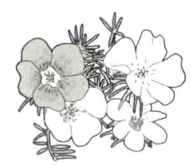

조팝꽃   진달래   참나리   채송화

매일의 계산 문제

①   5
 + 4

②   4
 + 9

③   47
 + 9

④   32
 + 55

⑤   85
 + 41

⑥   65
 + 87

⑦   546
 + 347

⑧   459
 + 759

머릿속 한글 세상

주의집중력

전두엽을 활성화시키는 주의집중력 훈련입니다

예시처럼 글자 안에 가로 선과 세로 선이 몇 개 있는지 찾아보세요.

사람   가로선 7 개
        세로선 6 개

감사	가로선 개 / 세로선 개	무지개	가로선 개 / 세로선 개
안경	가로선 개 / 세로선 개	백장미	가로선 개 / 세로선 개
겨울	가로선 개 / 세로선 개	다람쥐	가로선 개 / 세로선 개

매일의 언어 문제

"ㅇ" 으로 시작하는 두 글자 단어를 10개 이상 적어보세요.

아기

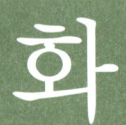

화

월   일

한국 상식

우리나라 국경일 날짜를 적어보세요.

국경일	날짜	국경일	날짜
삼일절	월 일	개천절	월 일
현충일	월 일	광복절	월 일
제헌절	월 일	한글날	월 일

꽃 단어 꽃 이름 입니다. 따라 써보세요.

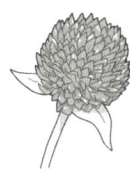
천일홍

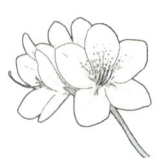
철쭉

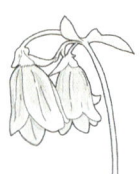
초롱꽃

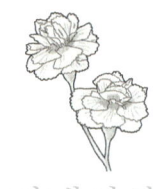
카네이션

매일의 계산 문제

❶   8
  − 2

❷ 59
  − 5

❸ 24
  − 5

❹ 77
  − 53

❺ 60
  − 24

❻ 208
  − 19

❼ 756
  − 482

❽ 764
  − 366

가게 계산

계산력

왼쪽 두정엽을 활성화시키는 계산력 훈련입니다

각 과일 가게의 과일 가격이 아래 표에 있습니다.
계산기를 사용하지 말고 직접 계산하여 아래 문제들의 답을 적어보세요.

과일	온누리 가게	대박 가게	산들 가게
사과 1개	3,000 원	3,500 원	3,200 원
포도 1송이	5,600 원	7,200 원	6,400 원
수박 1통	15,000 원	13,000 원	16,000 원
바나나 1송이	5,000 원	3,000 원	4,000 원
복숭아 1개	3,800 원	4,100 원	3,600 원

* 물건 가격은 실제 물가와 무관합니다.

1) 온누리 가게에서 사과 2개와 포도 1송이를 사고, 대박 가게에서 수박 2통을 샀다면 총 지출한 금액은 얼마일까요?

2) 산들 가게에서는 수요일마다 수박 50% 할인 행사를 진행합니다. 수요일에 산들 가게에서 수박 3통을 샀다면 총 지출한 금액은 얼마일까요?

매일의 언어 문제

두 글자씩 짝을 지어 단어를 만들어보세요. (글자 중복 사용가능)

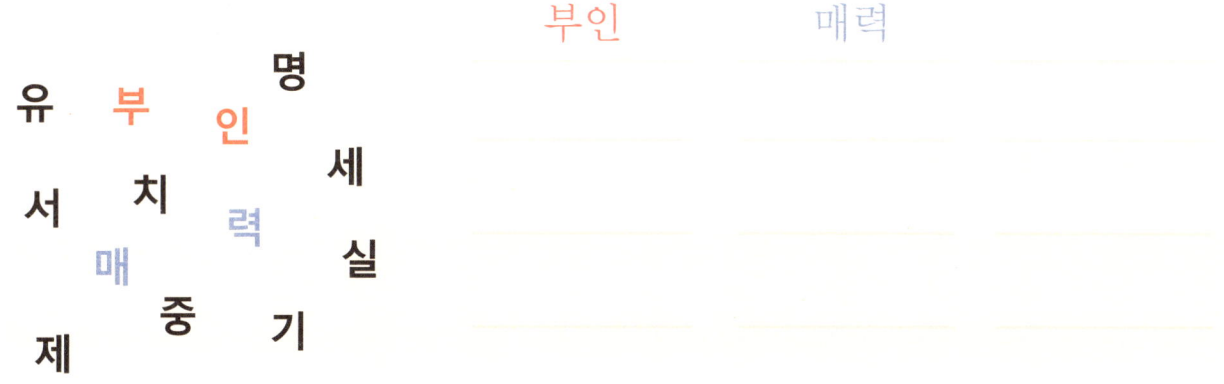

수

월 일

일기 쓰기

자유롭게 빈칸을 채워서 일기를 완성해 보세요.

· 오늘은 .... 월 .... 일 .... 요일이며, 날씨는 .... 다.
· 어제 .... 을/를 타고 .... 에 갔다.
· 오늘 점심 식사로 .... 와/과 함께 .... 을/를 먹었다.
· 오늘 가장 신났던 일은 .... 이다.
· 내일은 .... 와/과 함께 .... 을/를 먹고 싶다.

꽃 단어 꽃 이름 입니다. 따라 써보세요.

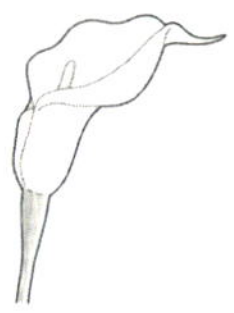
칼라 (calla)

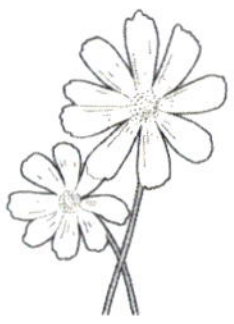
코스모스

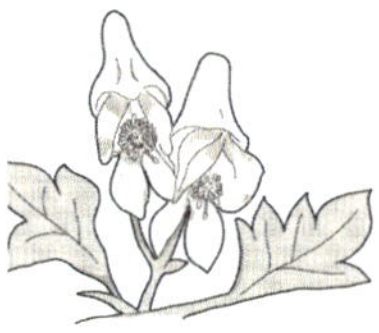
투구꽃

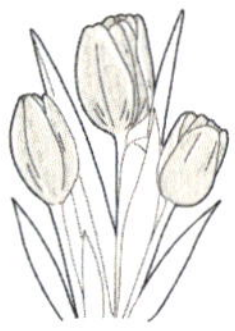
튤립 (tulip)

매일의 계산문제

① 3×4

② 33×3

③ 84×2

④ 26×7

⑤ 31×13

⑥ 29×27

⑦ 653×7

⑧ 457×35

칠교놀이 2

시공간 능력

오른쪽 두정엽을 활성화시키는 시공간 능력 훈련입니다

부록에 있는 7개의 조각을 이리저리 움직여 아래 모양과 똑같이 만들어 보겠습니다.
아래 모양에 맞춰진 퍼즐 조각처럼 퍼즐을 맞춰보세요.
(부록은 책의 마지막 페이지에 있고, 다 맞춰본 후 풀로 붙여보아도 좋습니다)

목

월   일

시간 계산

왼쪽 시계가 몇 시 인지 아래 빈칸에 시간을 적어보세요. 그리고 왼쪽 시계에서 1시간 40분이 흘렀을 때의 시간을 오른쪽 시계에 그려보고 아래 빈칸에도 시간을 적어보세요.

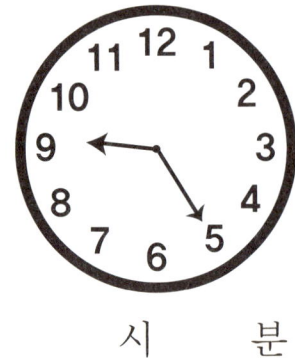  1시간 40분 후?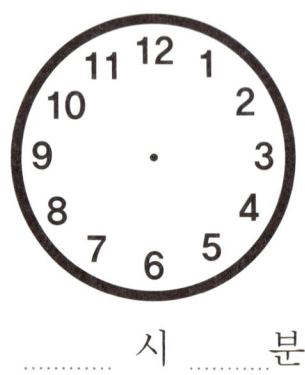

.... 시 .... 분   .... 시 .... 분

꽃 단어 꽃 이름 입니다. 따라 써보세요.

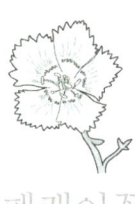 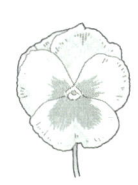  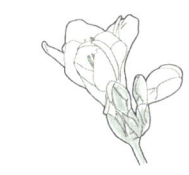

패랭이꽃   팬지 (pansy)   포인세티아 (poinsettia)   프리지아 (freesia)

매일의 계산 문제

1. 4) 32
2. 4) 84
3. 2) 76
4. 4) 668

5. 42 ÷ 6 =
6. 86 ÷ 2 =
7. 81 ÷ 3 =
8. 485 ÷ 5 =

무게 비교

전두엽 기능

전두엽을 활성화시키는 집행기능 훈련입니다

아래 표에는 도형들의 무게가 제시되어 있습니다. 저울을 보고 어느 쪽이 더 무겁고 가벼운지 생각해보고, 물음표에 들어갈 알맞은 도형들을 보기에서 고르세요.

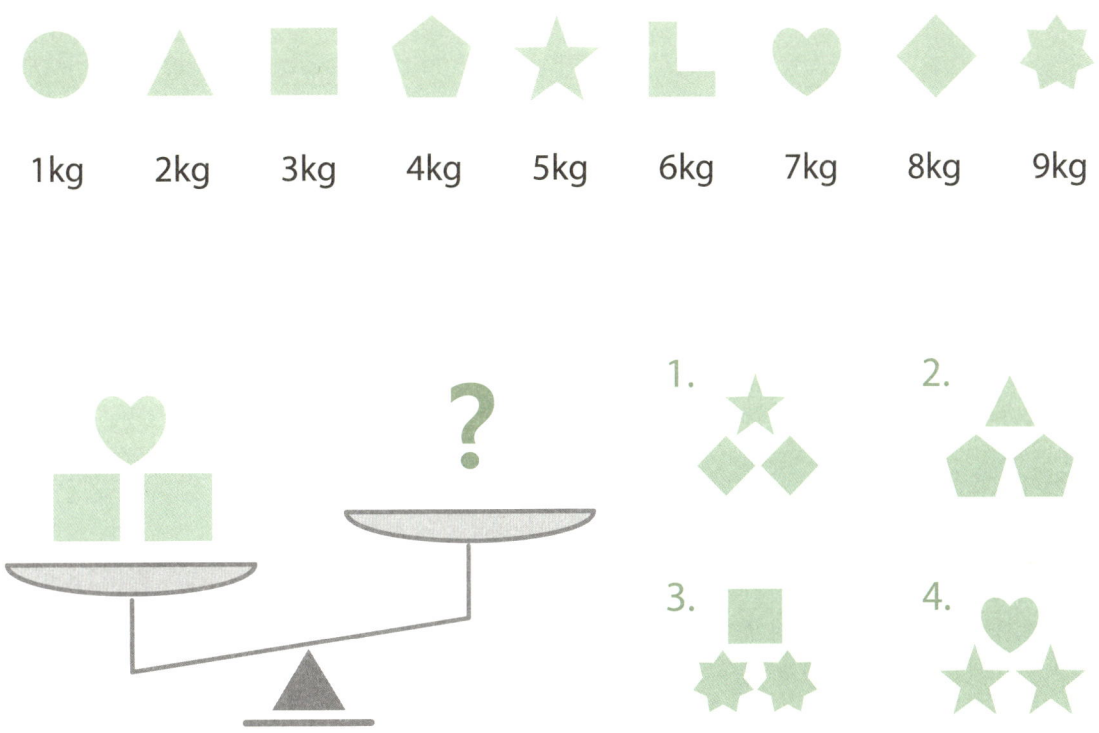

매일의 언어 문제

알맞은 맞춤법을 찾아 동그라미 치세요.

[예시] 호텔에 (묶다 / (묵다)).

1 수학 문제를 (맞히다 / 맞추다).
2 (꽃봉오리 / 꽃붕우리) 가 예쁘다.
3 좋은 하루 (되세요 / 보내세요).
4 그녀는 바빠서 (맨 / 민) 얼굴로 나왔다.
5 자식이 속을 (썩인다 / 썩힌다).

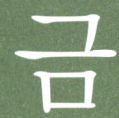

일기쓰기

이번 주에 느꼈던 감정들을 아래에 제시된 단어를 이용하여 문장으로 써보세요.

걱정하다. 귀찮다. 당황스럽다. 감사하다. 기쁘다. 놀라다. 만족스럽다. 반갑다. 부럽다. 벅차다.
서운하다. 슬프다. 뿌듯하다. 사랑스럽다. 상쾌하다. 신나다. 안타깝다. 자랑스럽다. 재미있다. 즐겁다.
지루하다. 화나다. 짜증스럽다. 행복하다. 흐뭇하다. 홀가분하다. 후회스럽다. 감동하다. 좋다.

예) 주말에 손주들이 놀러와서 기분이 좋았고 손주들이 매우 사랑스러웠다.

....

....

....

꽃 단어 꽃 이름 입니다. 따라 써보세요.

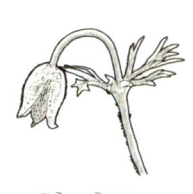 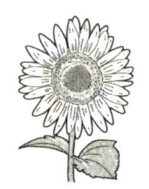 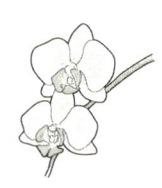 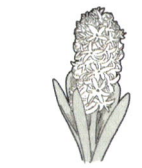

할미꽃 해바라기 호접란 히아신스 (hyacinth)

매일의 계산 문제

1. 43 + 57 − 62 =

2. 48 × 20 − 43 =

3. 98 ÷ 2 − 23 =

4. 36 × 3 ÷ 2 =

5. 52 − 13 + 72 + 54 =

6. 17 × 24 + 31 − 67 =

7. 68 ÷ 2 − 28 + 83 =

8. 17 × 34 ÷ 2 − 99 =

이야기 기억

기억력

측두엽을 활성화시키는 기억력 훈련입니다

아래 이야기를 읽어보고 다른 색깔로 표시된 단어와 숫자를 기억해보세요.
뒷장을 넘겨서 기억한 단어와 숫자들을 적어보겠습니다.

고장난 장난감을 진료해주는 "키니스(Kinis) 장난감병원"

인천광역시 남구에 위치한 "키니스(Kinis) 장난감 병원"은 어르신들로 구성된 비영리 민간단체로, 고장 난 장난감을 무료로 수리해주는 장난감 병원이다. '키니스(kinis)'라는 이름은 어린이를 뜻하는 영어 단어 '키즈(Kids)'와 노인을 뜻하는 '실버(Silver)'를 조합해서 만들어졌다. 이곳은 실버 인력이 어린이들의 장난감을 무상 수리하고 보급함으로써, 세대 간의 공존과 친환경적 활동에 목적을 두고있다. 이곳에서 근무하는 어르신들은 모두 65세 이상의 노인들로, 현재 총 6명의 "장난감 의사" 할아버지들이 장난감을 수리해주고 있다. 이들은 왕년에 항공 과학고등학교 선생님부터 공무원까지 다양한 직업을 가졌던 분들로, 퇴직 후 재능 기부를 통해 고장 난 장난감들에게 새 생명을 주는 따뜻한 마음을 가진 장난감 의사들이다. 키니스 장난감병원에서는 장난감을 무료로 고쳐주는 것 외에도 고장 난 장난감을 기부받아 수리한 뒤, 저소득층 가정과 장애인 시설에 기부를 하고있다. 장난감 병원 이용 방법은 인터넷 카페에서 장난감 진료 예약을 접수한 후, 예약 날짜에 직접 방문해 장난감을 맡기거나 택배로 보내면 된다. 처음에는 동네 사람들만 이용했는데 점차 입소문이 나면서, 전국 곳곳에서 장난감 수리 문의가 쇄도하여 현재는 하루에 10건, 월 300건 정도의 장난감을 수리하고 있다.

참고 : 키니스 장난감병원 cafe.naver.com/toyclinic /
각색 : '장난감도 병원 있어요'…나눠쓰고 빌려쓰고 고쳐쓴다 / 김보영기자 / 이데일리 / 2017-11-02

이야기 기억

월   일

앞서 기억한 이야기를 떠올리면서 빈칸에 알맞은 단어와 숫자들을 적어보세요.

고장난 장난감을 진료해주는 "ㅋㄴㅅ(Kinis) 장난감병원"

인천광역시 남구에 위치한 "ㅋㄴㅅ 장난감 병원"은 어르신들로 구성된 비영리 민간단체로, 고장 난 장난감을 ㅁㄹ로 수리해주는 장난감 병원이다. 'ㅋㄴㅅ'라는 이름은 어린이를 뜻하는 영어 단어 'ㅋㅈ(kids)'와 노인을 뜻하는 'ㅅㅂ(silver)'를 조합해서 만들어졌다. 이곳은 실버 인력이 어린이들의 장난감을 무상 수리하고 보급함으로써, 세대 간의 공존과 친환경적 활동에 목적을 두고있다. 이곳에서 근무하는 어르신들은 모두 ___세 이상의 노인들로, 현재 총 ___명의 "ㅈㄴㄱㅇㅅ" 할아버지들이 장난감을 수리해주고 있다. 이들은 왕년에 ㅎㄱ 과학고등학교 ㅅㅅㄴ부터 ㄱㅁㅇ까지 다양한 직업을 가졌던 분들로, 퇴직 후 재능 기부를 통해 고장 난 장난감들에게 새 생명을 주는 따뜻한 마음을 가진 장난감 ㅇㅅ들이다. ㅋㄴㅅ 장난감병원에서는 장난감을 ㅁㄹ로 고쳐주는 것 외에도 고장 난 장난감을 기부받아 수리한 뒤, 저소득층 가정과 장애인 시설에 ㄱㅂ를 하고있다. 장난감 병원 이용 방법은 ㅇㅌㄴ 카페에서 장난감 진료 예약을 접수한 후, 예약 날짜에 직접 방문해 장난감을 맡기거나 ㅌㅂ로 보내면 된다. 처음에는 동네 사람들만 이용했는데 점차 입소문이 나면서, 전국 곳곳에서 장난감 수리 문의가 쇄도하여 현재는 하루에 ___건, 월 ___건 정도의 장난감을 수리하고 있다.

참고 : 키니스 장난감병원 cafe.naver.com/toyclinic /
각색 : '장난감도 병원 있어요'…나눠쓰고 빌려쓰고 고쳐쓴다 / 김보영기자 / 이데일리 / 2017-11-02

상기하기   8주차 단어

1) 이번 주는 꽃에 대해 알아봤습니다. 다시 상기 해봅시다.
   아래 글자판에서 이번 주에 배운 꽃 이름을 모두 찾아 동그라미 치세요.

해	바	진	기	채	송	화	코
튤	라	달	래	호	팬	지	스
호	미	래	철	패	랑	이	지
접	팬	코	스	모	스	해	미
란	초	롱	화	지	카	코	할
해	롱	진	튤	립	내	스	미
바	꽃	달	초	패	랭	이	꽃
해	바	라	기	송	지	천	송

매일의 언어 문제

아래 제시된 초성을 보고 꽃 이름을 맞혀보세요.

예: ㄱ ㄴ ㄹ → **개나리**

1 ㅈ ㄷ ㄹ   5 ㅌ 립
2 카 ㄴ ㅇ ㅅ   6 천 ㅇ ㅎ
3 ㅊ ㅅ 화   7 ㅎ ㅂ ㄹ ㄱ
4 ㅋ ㅅ ㅁ ㅅ   8 ㅍ 랭 ㅇ 꽃

즐거운 주말이 왔습니다

출발점에서 도착점까지 미로를 통과해보세요.

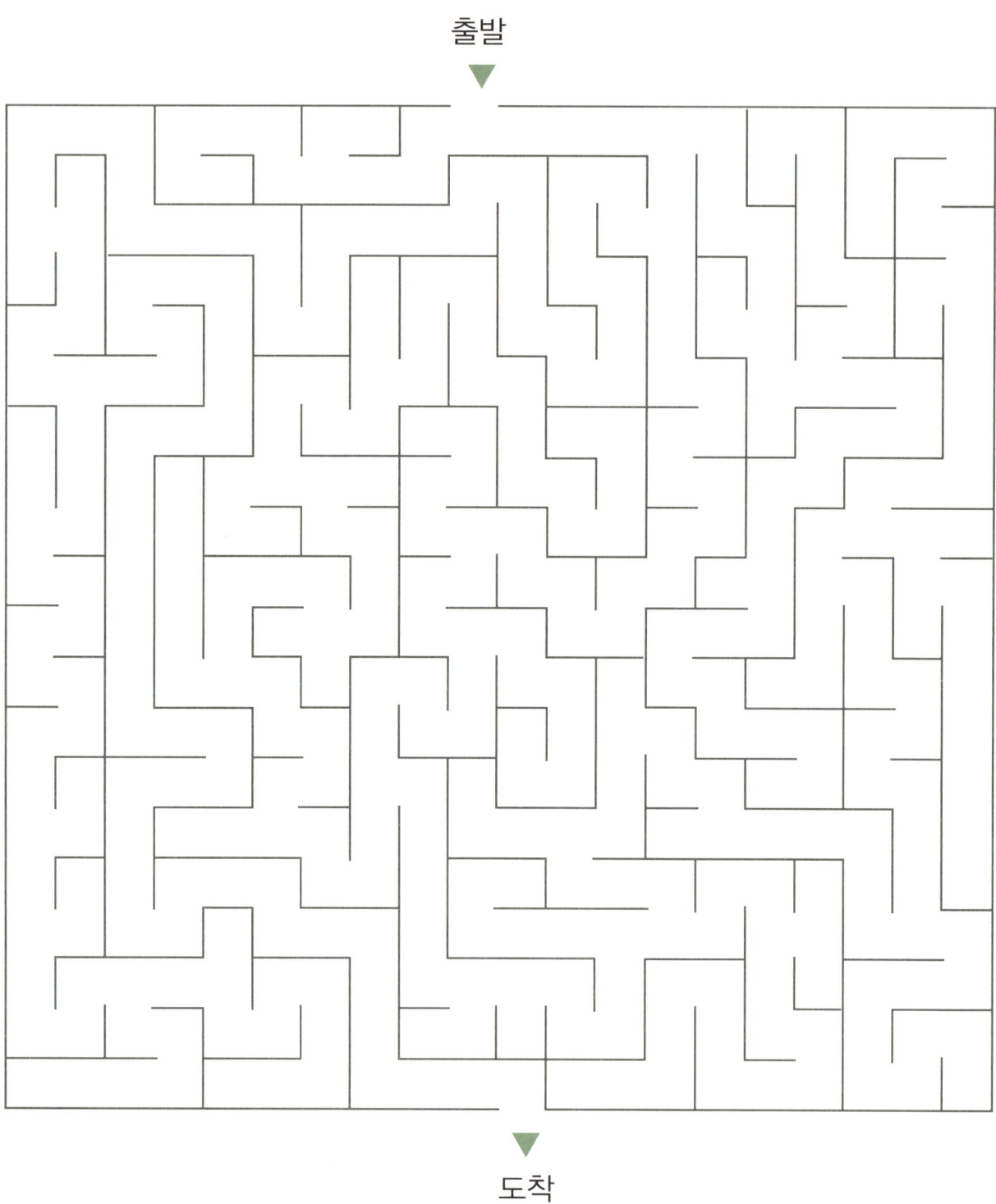

출발점에서 도착점까지 미로를 통과해보세요.

8주 정답

월

매일의 계산 문제

1. 9
2. 13
3. 56
4. 87
5. 126
6. 152
7. 893
8. 1218

머릿속 한글 세상

감사 — 가로선 5개, 세로선 5개
무지개 — 가로선 6개, 세로선 7개
안경 — 가로선 5개, 세로선 4개
백장미 — 가로선 8개, 세로선 9개
겨울 — 가로선 7개, 세로선 5개
다람쥐 — 가로선 11개, 세로선 9개

매일의 언어 문제

아들, 아우, 아침, 악기, 악어, 안경, 안내, 알뜰, 암기, 암호, 압력, 앙금, 애교, 애정, 액자, 액체, 앵두, 야생, 야영, 약국, 약혼, 양념, 양심, 어깨, 어부, 억압, 억지, 언어, 언행, 얼굴, 얼음, 엄격, 엉망, 여유, 여정, 역도, 역사, 연락, 연인, 열망, 열차, 염분, 염소, 엽서, 영양, 영화, 예방, 예술, 오리, 오해, 옥상, 온실, 옷깃, 옹기, 와전, 완결, 왕복, 외상, 요동, 요리, 욕심, 욕조, 용기, 용서, 우정, 우편, 운동, 운명, 울음, 움막, 웃음, 웅변, 원리, 원소, 월식, 위계, 위로, 유도, 유리, 육류, 육체, 윤곽, 윤리, 율동, 융통, 은행, 음식, 음악, 의무, 의원, 이마, 이슬, 익살, 인연, 인정, 일기, 임대, 입장, 잇몸, 잉어 … 등이 있습니다.

화

한국 상식

삼일절 : 3월 1일
현충일 : 6월 6일
제헌절 : 7월 17일
개천절 : 10월 3일
광복절 : 8월 15일
한글날 : 10월 9일

매일의 계산 문제

1. 6
2. 54
3. 19
4. 24
5. 36
6. 189
7. 274
8. 398

가게 계산

1번 : $(3000 \times 2) + 5600 + (13000 \times 2) = 37,600$원
2번 : $(16000 \div 2) \times 3 = 24,000$원

매일의 언어 문제

부인, 부유, 부명, 부력, 부제, 부서, 부실, 부기, 유치, 유인, 유부, 유명, 유력, 유서, 유실, 유세, 유기, 치유, 치부, 치명, 치매, 치서, 치실, 치중, 치세, 치기, 인부, 인명, 인력, 인제, 인중, 인세, 인기, 명치, 명인, 명부, 명제, 명실, 명세, 명기, 매력, 매인, 매부, 매제, 매실, 제유, 제인, 제부, 제명, 제기, 서인, 서부, 서명, 서제, 서기, 실인, 실부, 실명, 실력, 실제, 실서, 실세, 실기, 중치, 중인, 중부, 중력, 중매, 중세, 중기, 세인, 세부, 세력, 세제, 세기, 기인, 기부, 기명, 기제, 기세, … 등이 있습니다.

8주 정답

매일의 계산 문제

① 12　② 99　③ 168　④ 182

⑤ 403　⑥ 783　⑦ 4571　⑧ 15995

칠교놀이

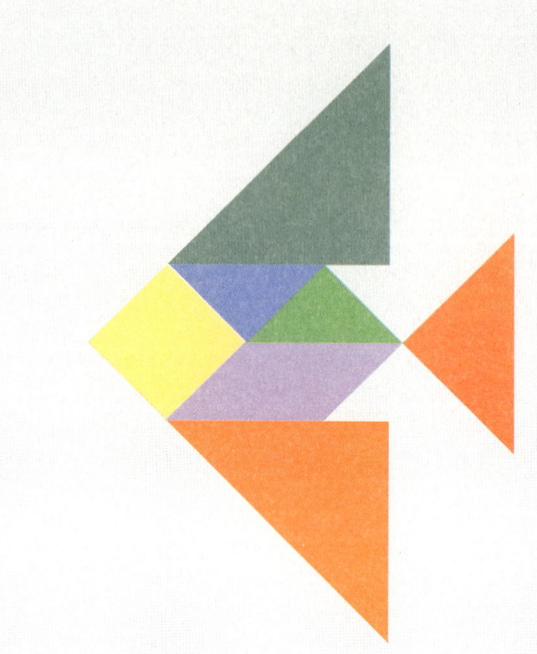

시간 계산

9시 25분 → 11시 05분

매일의 계산 문제

① 8　② 21　③ 38　④ 167

⑤ 7　⑥ 43　⑦ 27　⑧ 97

무게 비교

2.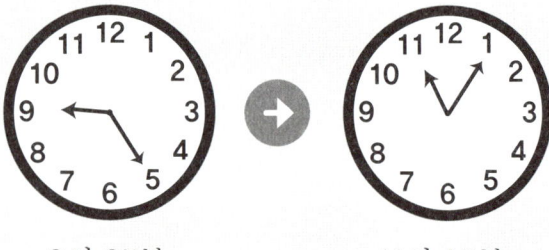

매일의 언어 문제　[참고 : MBC 우리말 나들이 / 국립국어원]

1　수학 문제를 (**맞히다** / 맞추다).
2　(**꽃봉오리** / 꽃붕우리) 가 예쁘다.
3　좋은 하루 (되세요 / **보내세요**).
4　그녀는 바빠서 (**맨** / 민) 얼굴로 나왔다.
5　자식이 속을 (**썩인다** / 썩힌다).

매일의 계산 문제

① 38 ② 917 ③ 26 ④ 54

⑤ 165 ⑥ 372 ⑦ 89 ⑧ 190

이야기 기억

139 페이지 참고

상기하기

1.

해	바	진	기	채	송	화	코
튤	라	달	래	호	팬	지	스
호	미	래	철	패	랑	이	지
접	팬	코	스	모	스	해	미
란	초	롱	화	지	카	코	할
해	롱	진	튤	립	네	스	미
바	꽃	달	초	패	랭	이	꽃
해	바	라	기	송	지	천	송

매일의 언어 문제

1. 진달래 2. 카네이션 3. 채송화 4. 코스모스
5. 튤립 6. 천일홍 7. 해바라기 8. 패랭이꽃

주말

미로 찾기

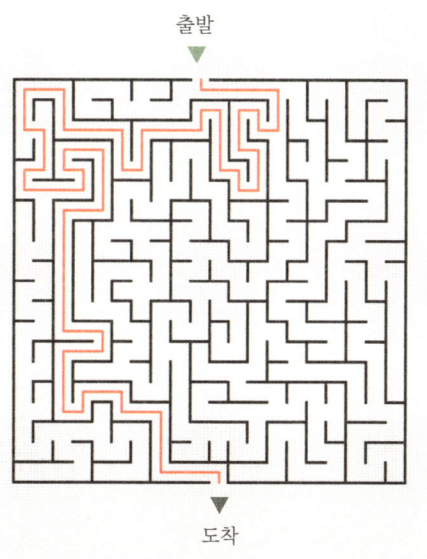

9
뇌미인 트레이닝 베이직
아홉째 주

월

월   일

일기 쓰기

자유롭게 빈칸을 채워서 일기를 완성해 보세요.

- 오늘은 _____년 _____월 _____일 _____요일이다.
- 지난주에 가장 신났던 일은 _____이었다.
- 어제 _____와/과 함께 저녁 식사로 _____을/를 먹었다.
- 오늘은 _____와/과 함께 점심 식사로 _____을/를 먹었다.
- 이번 달에 중요한 행사는 _____이다.

과일 단어 과일 이름 입니다. 따라 써보세요.

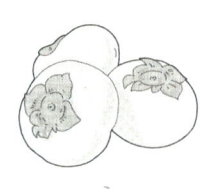 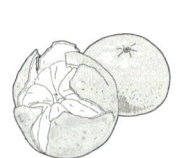 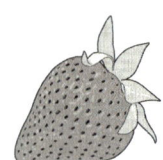 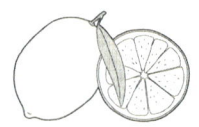

감　　　　　　굴　　　　　　딸기　　　　　　레몬

매일의 계산 문제

1) 3 + 5

2) 9 + 8

3) 38 + 5

4) 24 + 35

5) 31 + 78

6) 63 + 79

7) 632 + 109

8) 687 + 356

숫자 찾아 연결하기

주의집중력

전두엽을 활성화시키는 주의집중력 훈련입니다

짝수를 찾아보세요. 색칠한 것을 연결했을 때 어떤 숫자가 나오는지 맞혀보세요.
(힌트: 짝수의 끝자리 수는 2, 4, 6, 8, 0 입니다)

55	89	1	53	91	39	93	27	63	29
13	42	41	15	2	32	54	16	72	101
199	82	161	113	74	3	65	37	58	61
43	100	67	17	86	95	77	25	12	103
71	4	45	83	94	14	88	64	18	31
117	26	173	19	78	35	125	51	60	187
69	76	5	109	6	75	193	133	38	59
175	80	183	73	20	189	9	97	62	33
197	22	85	49	8	40	96	10	92	191
11	87	21	7	121	23	79	57	81	99

매일의 언어 문제

"ㅈ" 으로 시작하는 두 글자 단어를 10개 이상 적어보세요.

자신

화

월   일

기념일

아래 달력에 가족 생일, 행사 등 가족 기념일을 적어보세요.

1월   2월   3월   4월   5월   6월

예) 1/8일 딸생일

7월   8월   9월   10월   11월   12월

과일 단어   과일 이름 입니다. 따라 써보세요.

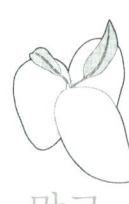   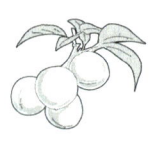   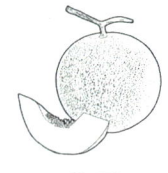   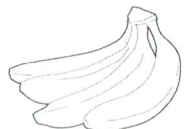

망고   매실   멜론   바나나

매일의 계산 문제

①   9   ② 68   ③ 92   ④ 56
  − 6   − 7   − 8   − 42

⑤ 81   ⑥ 320   ⑦ 495   ⑧ 914
 − 44   − 43   − 366   − 357

숫자 계산

계산력

왼쪽 두정엽을 활성화시키는 계산력 훈련입니다

〈예시〉처럼 빈 네모 상자 안에 들어갈 알맞은 숫자를 넣어서 아래 계산식을 완성해보세요.

〈예시〉 13 + 17 + 19 = 49

49 - 13 - 19 = 17

1) ☐ + 23 + 28 = 64

2) 36 + ☐ + 17 = 74

3) 22 + 26 + ☐ = 87

매일의 언어 문제

두 글자씩 짝을 지어 단어를 만들어보세요. (글자 중복 사용가능)

월 일

일기 쓰기

자유롭게 빈칸을 채워서 일기를 완성해 보세요.

- 오늘은 .... 월 .... 일 .... 요일이며, 날씨는 .... 다.
- 어제 .... 시에 .... 와/과 함께 .... 을/를 했다.
- 오늘 점심에 .... 에 가서 .... 을/를 했다.
- 오늘 가장 재미있었던 일은 .... 이다.
- 내일은 .... 을/를 사고, ... 을/를 먹을 것이다.

과일 단어 과일 이름 입니다. 따라 써보세요.

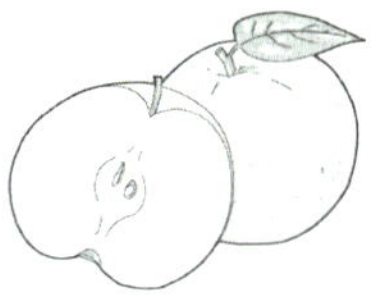

배

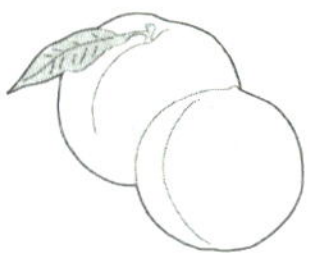

복숭아

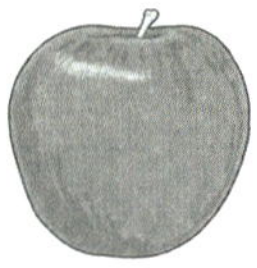

사과

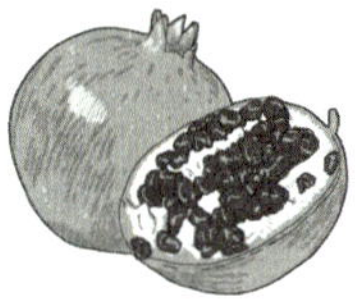

석류

매일의 계산 문제

① 7×9

② 24×2

③ 71×6

④ 86×3

⑤ 24×12

⑥ 49×34

⑦ 972×6

⑧ 438×24

글자 회전

시공간 능력

오른쪽 두정엽을 활성화시키는 시공간 능력 훈련입니다

〈예시〉와 같이 글자를 180도로 회전하여 적어보세요.
앞에 사람이 앉아 있다 생각하고, 앞 사람이 봤을 때 올바른 방향의 글자가 되도록
생각하며 적어보세요. 옅은 선은 따라 써보고 나머지 글자는 직접 써보세요.

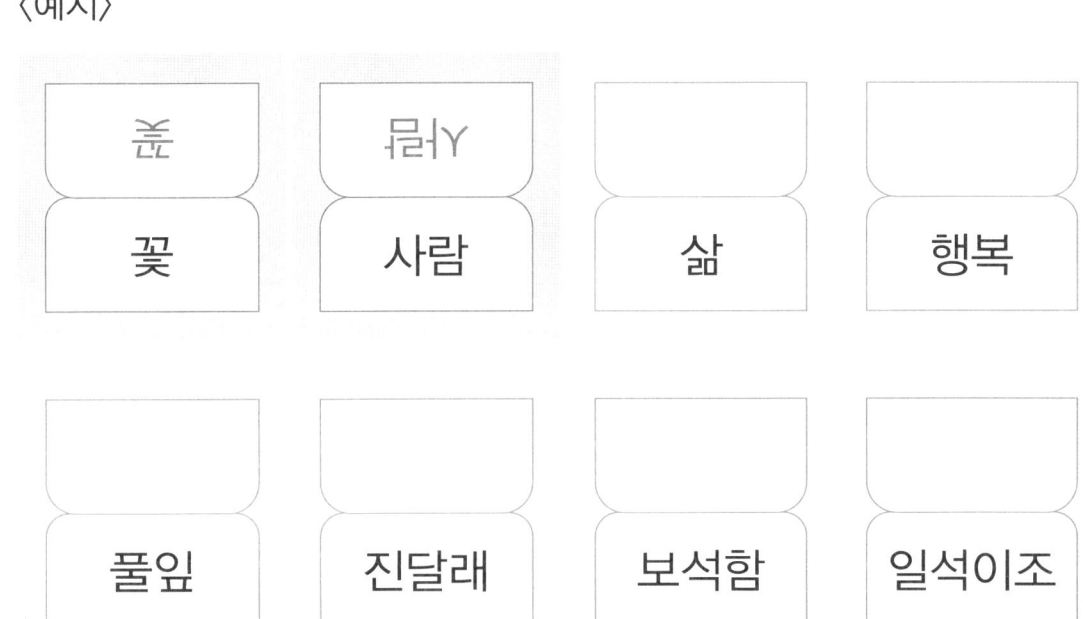

매일의 언어 문제

아래 제시된 초성을 보고 과일 이름을 맞혀보세요.

예: ㅂㄴㄴ ➡ 바나나

1 ㄸ ㄱ
2 ㄹ 몬
3 ㅂ 숭 ㅇ
4 ㅁ 고
5 ㅅ 류
6 ㅂ
7 ㅅ ㄱ
8 멜 ㄹ

목

월   일

나의 가족

아래 〈표〉에 가족의 집 주소와 역 이름을 적어보세요.

가족 이름	관계	집주소	가까운 전철역
홍길동	아들	경기도 의정부시 000000	의정부역 (1호선)

과일 단어   과일 이름 입니다. 따라 써보세요.

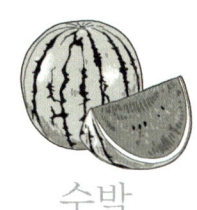 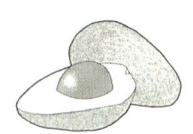 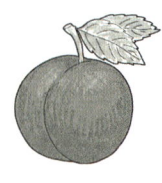 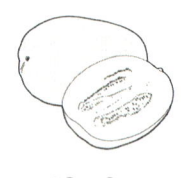

수박   아보카도   자두   참외

매일의 계산 문제

① $9\overline{)27}$ ② $2\overline{)28}$ ③ $3\overline{)78}$ ④ $8\overline{)304}$

⑤ 64 ÷ 8 =   ⑥ 88 ÷ 4 =   ⑦ 98 ÷ 7 =   ⑧ 448 ÷ 7 =

스도쿠

전두엽 기능

전두엽을 활성화시키는 집행기능 훈련입니다

아래 표에 있는 각 [가로 줄], [세로 줄], 굵은 테두리로 둘러싸인
[작은 6칸의 네모]에 1부터 6까지의 숫자를 겹치지 않게 한 번씩 채워 넣으세요.
(힌트: 가로 줄, 세로 줄에서 빈칸이 적은 줄부터 숫자를 찾아 넣어보세요)

6	5		1		
3	1	4			5
4				1	6
2	6				3
1		5		6	2
		6		4	1

매일의 언어 문제

알맞은 맞춤법을 찾아 동그라미 치세요.

[예시] 호텔에 (묶다 / **묵다**).

1. 어제 점심 식사로 (수재비 / 수제비) 를 먹었다.
2. 이웃집 여자는 (쌍둥이 / 쌍동이) 를 낳았다.
3. (이쑤시개 / 이쑤시게) 로 이를 쑤시다.
4. 그녀는 동생에게 영어를 (가르쳤다 / 가리켰다).
5. 동생은 꽃가루 (알레르기 / 알러지) 가 있다.

금

월   일

일기 쓰기

자유롭게 빈칸을 채워서 일기를 완성해 보세요.

· 오늘은 _____월 _____일 _____요일이며, 계절은 _____이다.
· 이번 한 주 동안 _____, _____, _____을/를 만났다.
· 이번 주에 가장 재미있었던 일은 _____이었다.
· 이번 주말에는 _____에서 _____와/과 함께 _____을/를 할 것이다.
· 다음 주에 중요한 행사는 _____이/가 있다.

과일 단어   과일 이름 입니다. 따라 써보세요.

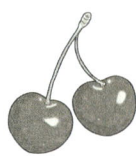
체리

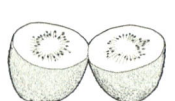
키위

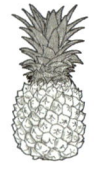
파인애플

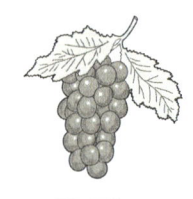
포도

매일의 계산 문제

① 52 − 14 + 34 =

② 37 × 11 − 56 =

③ 32 ÷ 2 + 75 =

④ 65 ÷ 5 × 6 =

⑤ 61 + 28 − 30 − 12 =

⑥ 19 × 26 − 78 + 50 =

⑦ 99 ÷ 3 − 17 + 64 =

⑧ 62 × 12 ÷ 6 + 75 =

글자와 위치 기억하기

기억력

측두엽을 활성화시키는 기억력 훈련입니다

가로, 세로 문제 뜻풀이에서 설명하고 있는 알맞은 명절과 국경일을 아래 표 빈칸에 넣어보세요. 빈칸을 모두 채운 후, 각 명절 및 국경일의 위치를 기억해보세요. 뒷장을 넘겨서 기억한 명절과 국경일을 적어보겠습니다.

		1		
2		날		3
		4		일
		5		
6		절	7	

가로 문제 뜻풀이

2 10월 9일, 세종대왕이 훈민정음을 만든 업적을 기념하는 날
4 6월 6일, 나라를 위해 싸우다 숨진 순국선열들의 충성을 기념하는 날
6 7월 17일, 대한민국 헌법을 제정, 공포한 것을 기념하는 국경일
7 음력 팔월 보름날로 한가위라고도 불리는 명절

세로 문제 뜻풀이

1 정월 초하룻날로 우리나라 최대의 명절, 떡국을 먹고 세배를 함
3 1919년 3월 1일, 일본의 식민통치에 항거한 독립 만세 운동을 기념하는 날
5 10월 3일로 우리 민족 최초 국가인 고조선 건국을 기념하는 국경일

글자와 위치 기억하기

기억해볼까요? 앞서 기억한 명절과 국경일을 아래 표의 알맞은 위치에 넣어보세요.

		1		
2		날		3
			4	일
		5		
6		절	7	

매일의 언어 문제

아래 제시된 초성을 보고 과일 이름을 맞혀보세요.

예: ㅂㄴㄴ → 바나나

1 ㅅㅂ   5 ㅈ두

2 ㅇ보ㅋ도   6 참ㅇ

3 ㅋ위   7 ㅍㅇ애ㅍ

4 ㅍㄷ   8 ㅊ리

상기하기

9주차 단어

1) 이번 주는 과일에 대해 알아봤습니다. 다시 상기 해봅시다.
   이번 주에 배운 과일 이름을 생각나는대로 최대한 많이 적어보세요.

   딸기

2) 아래 글자판에서 이번 주에 배운 과일 이름을 모두 찾아 동그라미 치세요.

사	구	체	키	복	숭	아	두
딸	사	과	오	수	자	보	포
파	이	레	포	도	박	카	매
체	론	멜	다	카	참	도	사
리	사	바	나	나	파	살	귤
몬	참	나	도	석	수	박	애
기	외	아	키	위	보	망	구
복	류	보	파	인	애	플	바

즐거운 주말이 왔습니다

아름다운 名詩를 감상해보세요. 소리내어 읽어 보면 더 좋습니다.

청포도 - 이육사 -

내 고장 칠월은
청포도가 익어 가는 시절.

이 마을 전설이 주저리주저리 열리고
먼 데 하늘이 꿈꾸며 알알이 들어와 박혀,

하늘 밑 푸른 바다가 가슴을 열고
흰 돛 단 배가 곱게 밀려서 오면,

내가 바라는 손님은 고달픈 몸으로
청포(靑袍)를 입고 찾아온다고 했으니,

내 그를 맞아 이 포도를 따 먹으면
두 손은 함뿍 적셔도 좋으련,

아이야, 우리 식탁엔 은쟁반에
하이얀 모시 수건을 마련해 두렴.

9주 정답

매일의 계산 문제

1. 8
2. 17
3. 43
4. 59
5. 109
6. 142
7. 741
8. 1043

숫자 찾아 연결하기 　　　　　　　　　　　　　　　**월**

55	89	1	53	91	39	93	27	63	29
13	42	41	15	2	32	54	16	72	101
199	82	161	113	74	3	65	37	58	61
43	100	67	17	86	95	77	25	12	103
71	4	45	83	94	14	88	64	18	31
117	26	173	19	78	35	125	51	60	187
69	76	5	109	6	75	193	133	38	59
175	80	183	73	20	189	9	97	62	33
197	22	85	49	8	40	96	10	92	191
11	87	21	7	121	23	79	57	81	99

매일의 언어 문제

자리, 자산, 자연, 작가, 작문, 작품, 잔디, 잔상, 잔치, 잘못, 잠수, 잠재, 잡곡, 잡채, 잣대, 장마, 장소, 장치, 재미, 재연, 갯물, 쟁반, 쟁점, 저녁, 저울, 저축, 적선, 적용, 적합, 전공, 전통, 전화, 절제, 절편, 점검, 점심, 점화, 접근, 접수, 접촉, 정답, 정비, 정원, 젖병, 제비, 제정, 조각, 조사, 조회, 족발, 족보, 족쇄, 존경, 존중, 존칭, 졸도, 졸업, 좁쌀, 종교, 종이, 종합, 좌석, 좌표, 죄송, 주관, 주의, 주택, 죽염, 준거, 준비, 준수, 줄곧, 줄기, 줏대, 중력, 중심, 중요, 쥐포, 즉시, 즉흥, 증권, 증명, 지구, 지능, 지방, 직선, 직업, 직진, 진료, 진실, 진행, 질병, 질식, 짐승, 짐작, 집단, 집중, 징계, 징역, 짚신 … 등이 있습니다.

매일의 계산 문제

1. 3
2. 61
3. 84
4. 14
5. 37
6. 277
7. 129
8. 557

숫자 계산 　　　　　　　　　　　　　　　**화**

1. 13 + 23 + 28 = 64
2. 36 + 21 + 17 = 74
3. 22 + 26 + 39 = 87

매일의 언어 문제

식당, 식성, 식자, 식판, 식초, 식지, 식구, 식장, 성자, 성장, 성당, 성연, 성문, 성원, 성지, 성구, 장성, 장자, 장한, 장판, 장식, 장문, 장원, 장지, 장구, 자성, 자판, 자식, 자초, 자연, 자문, 자원, 자장, 한자, 한판, 한식, 한문, 한원, 한지, 판자, 판초, 판문, 판지, 당판, 당초, 당연, 당원, 당구, 당장, 초성, 초판, 초당, 초연, 초문, 초원, 초지, 초장, 연성, 연초, 연지, 연구, 연장, 문자, 문식, 문초, 문원, 문지, 문구, 문장, 원성, 원자, 원한, 원판, 원식, 원문, 원지, 원장, 지성, 지식, 지연, 지문, 지원, 지구, 지장, 구성, 구한, 구판, 구식, 구연, 구문, 구원, 구장 … 등이 있습니다.

9주 정답

매일의 계산 문제

1. 63　2. 48　3. 426　4. 258
5. 288　6. 1666　7. 5832　8. 10512

글자 회전

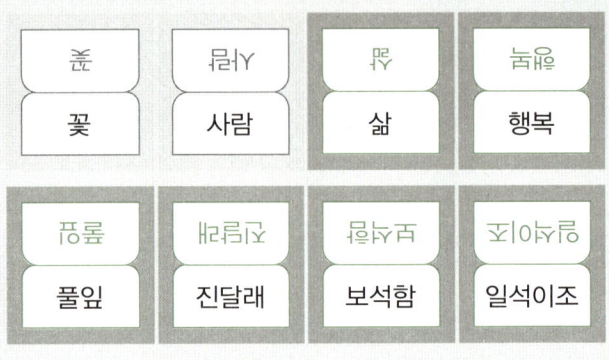

매일의 언어 문제

1. 딸기　2. 레몬　3. 복숭아　4. 망고　5. 석류　6. 배　7. 사과　8. 멜론

매일의 계산 문제

1. 3　2. 14　3. 26　4. 38
5. 8　6. 22　7. 14　8. 64

스도쿠

6	5	2	1	3	4
3	1	4	6	2	5
4	2	3	5	1	6
2	6	1	4	5	3
1	4	5	3	6	2
5	3	6	2	4	1

매일의 언어 문제

1. 어제 점심 식사로 (수재비 / **수제비**) 를 먹었다.
2. 이웃집 여자는 (**쌍둥이** / 쌍동이) 를 낳았다.
3. (**이쑤시개** / 이쑤시게) 로 이를 쑤시다.
4. 그녀는 동생에게 영어를 (**가르쳤다** / 가리켰다).
5. 동생은 꽃가루 (**알레르기** / 알러지) 가 있다.

[참고 : MBC 우리말 나들이 / 국립국어원]

매일의 계산 문제

① 72 ② 351 ③ 91 ④ 78

⑤ 47 ⑥ 466 ⑦ 80 ⑧ 199

글자와 위치 기억하기

		¹설		
²한	글	날		³삼
			⁴현	충	일
		⁵개		절
		천		
⁶제	헌	절	⁷추	석

금

매일의 언어 문제

1. 수박   2. 아보카도   3. 키위   4. 포도   5. 자두   6. 참외   7. 파인애플   8. 체리

상기하기

1. 감, 귤, 레몬, 망고, 매실, 멜론, 바나나, 배, 복숭아, 사과, 석류, 수박, 아보카도, 자두, 참외, 체리, 키위, 파인애플, 포도

2.
사	구	체	키	복	숭	아	두
딸	사	과	오	수	자	보	푸
파	이	레	포	도	박	카	매
체	론	멜	다	카	참	도	사
리	사	바	나	나	파	살	귤
몬	참	나	도	석	수	박	애
기	외	아	키	위	보	망	구
복	류	보	파	인	애	플	바

10

뇌미인 트레이닝 베이직

열째 주

월

월   일

일기 쓰기

지난 일주일 동안 느꼈던 감정들을 아래에 제시된 단어를 이용하여 문장으로 써보세요.

걱정하다. 귀찮다. 당황스럽다. 감사하다. 기쁘다. 놀라다. 만족스럽다. 반갑다. 부럽다. 벅차다.
서운하다. 슬프다. 뿌듯하다. 사랑스럽다. 상쾌하다. 신나다. 안타깝다. 자랑스럽다. 재미있다. 즐겁다.
지루하다. 화나다. 짜증스럽다. 행복하다. 흐뭇하다. 홀가분하다. 후회스럽다. 감동하다. 좋다.

예) 나는 지난 주 수요일에 친구와 함께 등산을 가서 기분이 매우 상쾌했다.

채소 단어 채소 이름 입니다. 따라 써보세요.

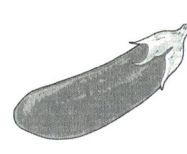
가지

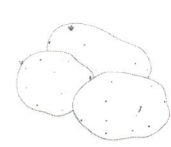
감자

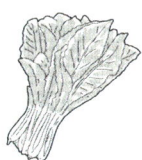
갓

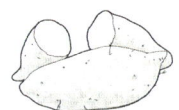
고구마

매일의 계산 문제

①　　2　　　　②　　6　　　　③　　68　　　　④　　32
　＋　5　　　　　＋　6　　　　　＋　 4　　　　　＋ 36

⑤　　94　　　　⑥　　79　　　　⑦　 325　　　　⑧　 348
　＋ 43　　　　　＋ 58　　　　　＋ 438　　　　　＋ 770

같은 단어 찾기

주의집중력

전두엽을 활성화시키는 주의집중력 훈련입니다

아래의 〈글자판〉에서 가로와 세로 중 **'사다리'**를 모두 찾아 동그라미 표시 해보세요.
대각선은 제외하며, 가로와 세로 중복으로 겹쳐도 가능합니다. (정답은 예시 포함 총 15개)

다	사	다	리	도	사	다	리	루	라
로	다	라	서	사	도	라	사	다	리
서	리	두	사	다	리	서	도	리	사
사	리	사	다	로	다	사	다	리	다
사	도	더	리	사	라	사	소	다	리
다	사	라	소	도	루	다	서	루	사
리	다	사	다	리	수	리	두	소	도
소	라	도	사	두	러	두	사	다	리
두	다	사	다	라	사	사	다	리	더
로	사	다	리	소	사	다	라	도	사

매일의 언어 문제

"ㅊ" 으로 시작하는 두 글자 단어를 10개 이상 적어보세요.

차도

화

월   일

친구의 집

친구들이 살고 있는 지역명을 적어보세요.

친구 이름	사는 곳	친구 집과 가까운 전철역
예) 홍길동	서울시 강남구 일원동	일원역

채소 단어   채소 이름 입니다. 따라 써보세요.

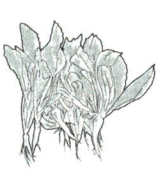	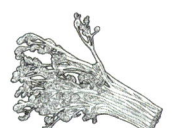	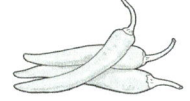	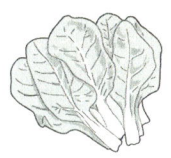
고들빼기	고사리	고추	근대

매일의 계산 문제

① 8 − 4

② 69 − 6

③ 81 − 8

④ 37 − 24

⑤ 34 − 17

⑥ 718 − 66

⑦ 895 − 447

⑧ 323 − 128

무게 계산

계산력

왼쪽 두정엽을 활성화시키는 계산력 훈련입니다

아래 표에는 도형들의 무게가 제시되어 있습니다. 저울에 있는 도형들의 총 무게를 계산하여 적어보세요.

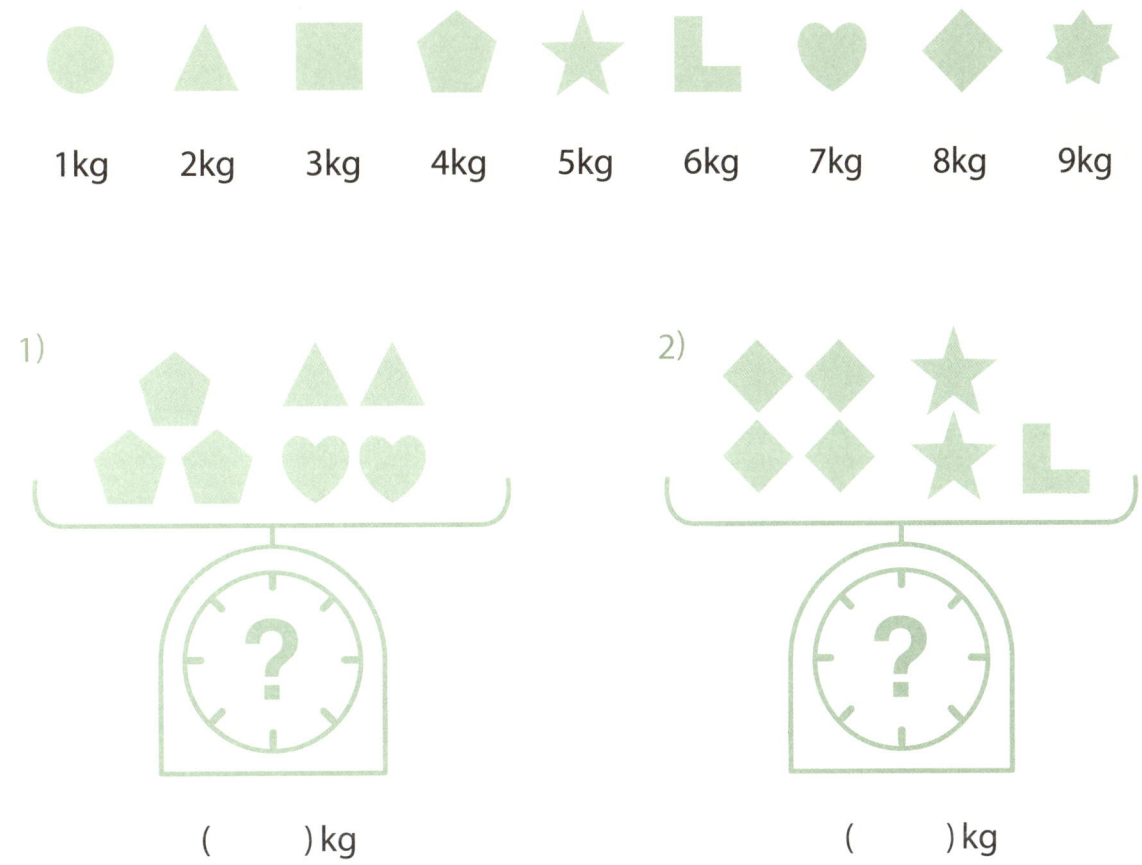

매일의 언어 문제

두 글자씩 짝을 지어 단어를 만들어보세요. (글자 중복 사용가능)

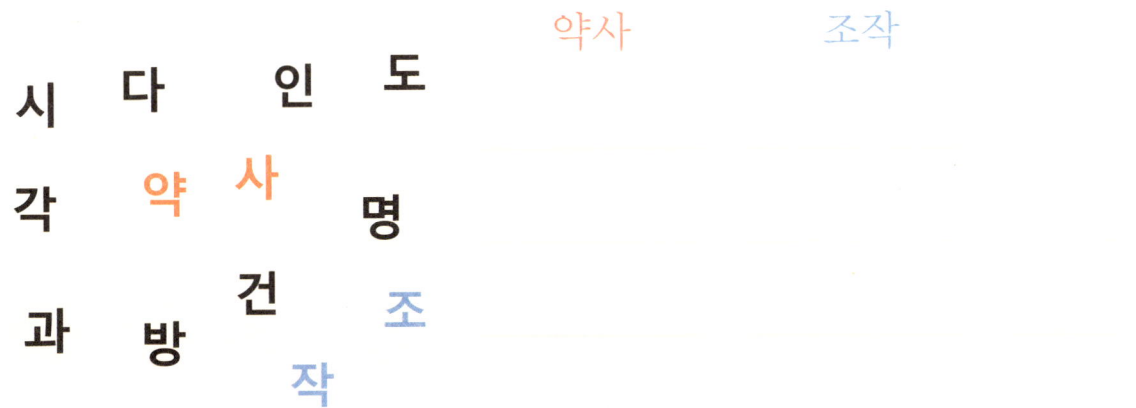

월 일

일기 쓰기

자유롭게 빈칸을 채워서 일기를 완성해 보세요.

- 오늘은 .... 월 .... 일 .... 요일이며, 아침 .... 시에 기상했다.
- 어제 참 재미있었던 일은 .... 이었다.
- 오늘 낮에 .... 에 가서 .... 을/를 했다.
- 오늘 본 TV 방송 중에서 .... 이/가 제일 재미있었다.
- 내일 .... 시에 .... 약속이 있다.

채소 단어 채소 이름 입니다. 따라 써보세요.

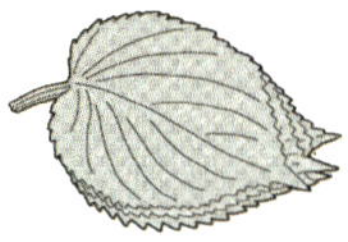

깻잎

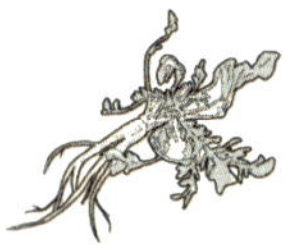

냉이

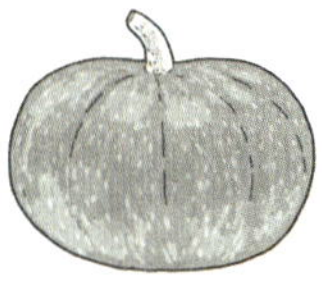

단호박

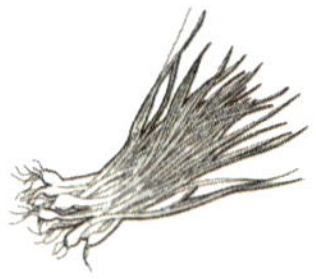

달래

매일의 계산 문제

① 5×8

② 12×3

③ 93×3

④ 57×6

⑤ 43×22

⑥ 62×74

⑦ 459×7

⑧ 574×43

도형 회전

시공간 능력

오른쪽 두정엽을 활성화시키는 시공간 능력 훈련입니다

아래 〈예시〉처럼 그림이 들어있는 표가 일정한 방향으로 회전되어 있습니다.
회전된 4개의 표 중에 그림의 위치가 다른 표 하나를 찾아 보세요.

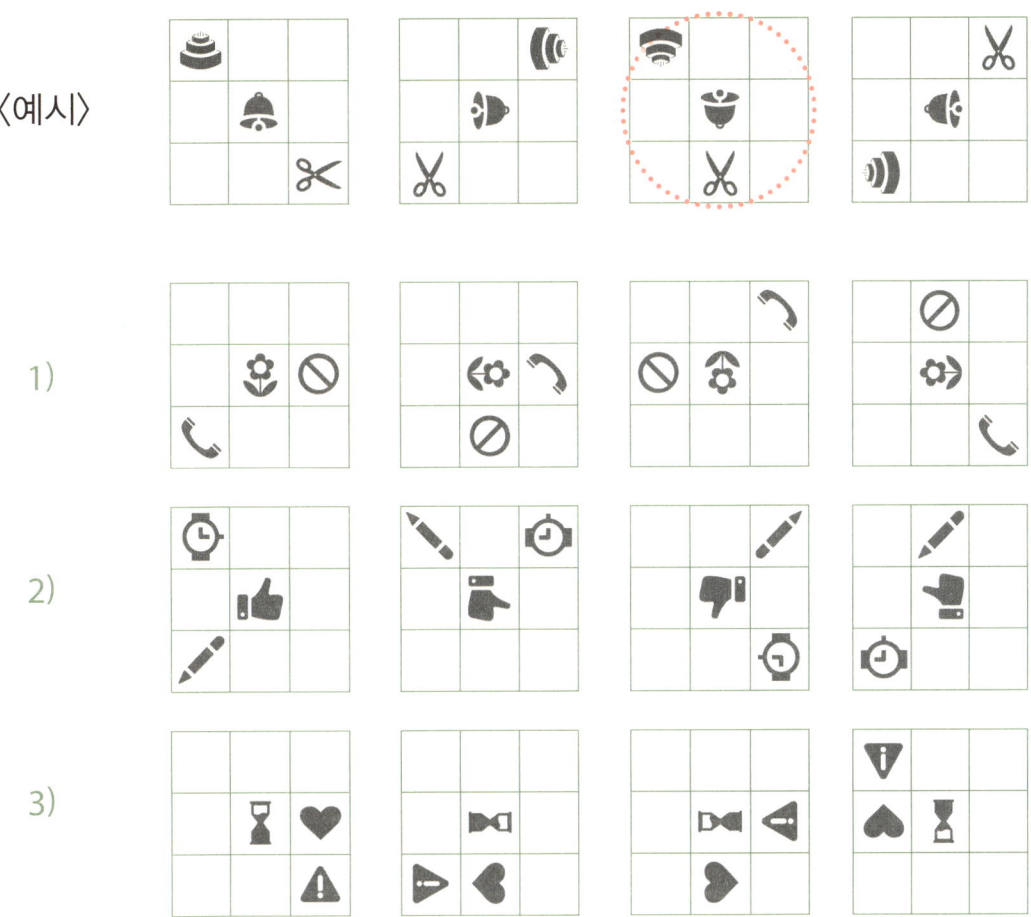

매일의 언어문제

아래 제시된 초성을 보고 채소 이름을 맞혀보세요.

예: ㄱ ㅈ ➡ **가지**

1 ㄱ 자
2 ㄷ ㅎ 박
3 냉 ㅇ
4 ㄱ ㅅ 리
5 ㄱ ㅊ
6 ㄲ 잎
7 ㄱ 구 ㅁ
8 달 ㄹ

목

월 일

나의 옛날 이야기

과거 시절별로 가장 행복했던 일을 적어보세요.

시기	가장 행복했던 일
어린시절	
학창시절	
20~30대	
40~50대	
60대 ~ 현재	

채소 단어 채소 이름 입니다. 따라 써보세요.

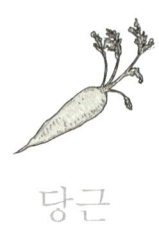
당근

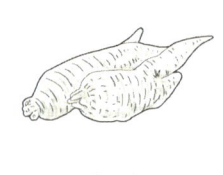
더덕

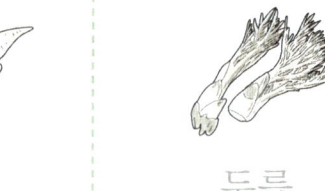
두릅

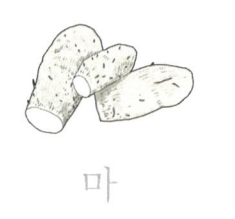
마

매일의 계산 문제

1) 5) 30

2) 6) 66

3) 2) 74

4) 8) 672

5) 49 ÷ 7 =

6) 24 ÷ 2 =

7) 51 ÷ 3 =

8) 588 ÷ 7 =

규칙 전환

전두엽 기능

전두엽을 활성화시키는 집행기능 훈련입니다

사방을 나타내는 한자[東(동), 西(서), 南(남), 北(북)]와 한글이 **불일치**하는 것을 아래 표에서 찾아 동그라미 표시하세요. 앞에서부터 순서대로 가능한 한 빨리 연결되게 해보세요. (예시 포함하여 총 20개입니다.)

西 서	北 북	南 남	東 동	西 남	北 북	南 동	西 서
南 남	東 북	西 동	西 서	北 북	南 남	西 서	南 남
北 서	東 동	南 남	東 동	北 동	南 남	西 북	西 서
南 남	西 서	東 남	南 서	南 남	北 북	西 서	北 동
東 동	南 북	西 동	東 북	西 서	北 동	南 남	北 북
西 북	南 남	北 북	西 서	東 남	東 동	東 서	西 북
東 동	北 남	南 남	東 서	北 북	西 서	北 북	南 동

매일의 언어 문제

알맞은 맞춤법을 찾아 동그라미 치세요.

[예시] 호텔에 (묶다 / **묵다**).

1. 주스가 (달달하다 / 달콤하다).
2. 겨울철 내 방에는 (우풍 / 외풍) 이 심하다.
3. 마룻 바닥을 (닥다 / 닦다).
4. 이것은 저의 공책 (이에요 / 이예요).
5. 나는 그 음식을 (그닥 / 그다지) 좋아하지 않는다.

금

월   일

일기쓰기

자유롭게 빈칸을 채워서 일기를 완성해 보세요.

- 오늘은 ＿＿＿월 ＿＿＿일 ＿＿＿요일이며, 아침 ＿＿＿시에 기상했다.
- 이번 한주 동안 ＿＿＿, ＿＿＿, ＿＿＿, ＿＿＿을/를 샀다.
- 이번 주 월요일부터 금요일까지 총 쓴 돈은 ＿＿＿원이다.
- 이번 주말에는 외식으로 ＿＿＿을/를 먹을 계획이다.
- 다음 주에 가장 기대되는 일은 ＿＿＿이다.

채소 단어 채소 이름 입니다. 따라 써보세요.

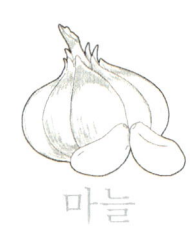 마늘
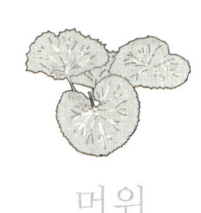 머위
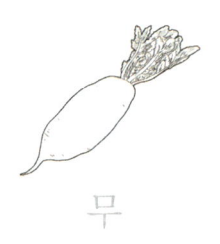 무
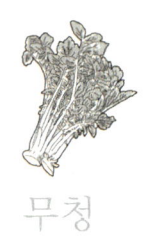 무청

매일의 계산 문제

1. 39 + 87 - 14 =
2. 31 × 92 + 34 =
3. 81 ÷ 3 - 17 =
4. 68 × 9 ÷ 6 =
5. 27 - 18 + 43 + 71 =
6. 43 × 14 + 62 - 97 =
7. 98 ÷ 7 + 68 - 46 =
8. 43 × 30 ÷ 6 - 53 =

바둑 위치 기억하기

기억력

측두엽을 활성화시키는 기억력 훈련입니다

아래 바둑판에 있는 각 바둑알의 위치를 기억해보세요. 흑돌과 백돌의 순서를 기억해보면 쉽게 기억할 수 있을 거예요. 뒷장으로 넘겨서 기억한 바둑알의 위치를 그려보세요.

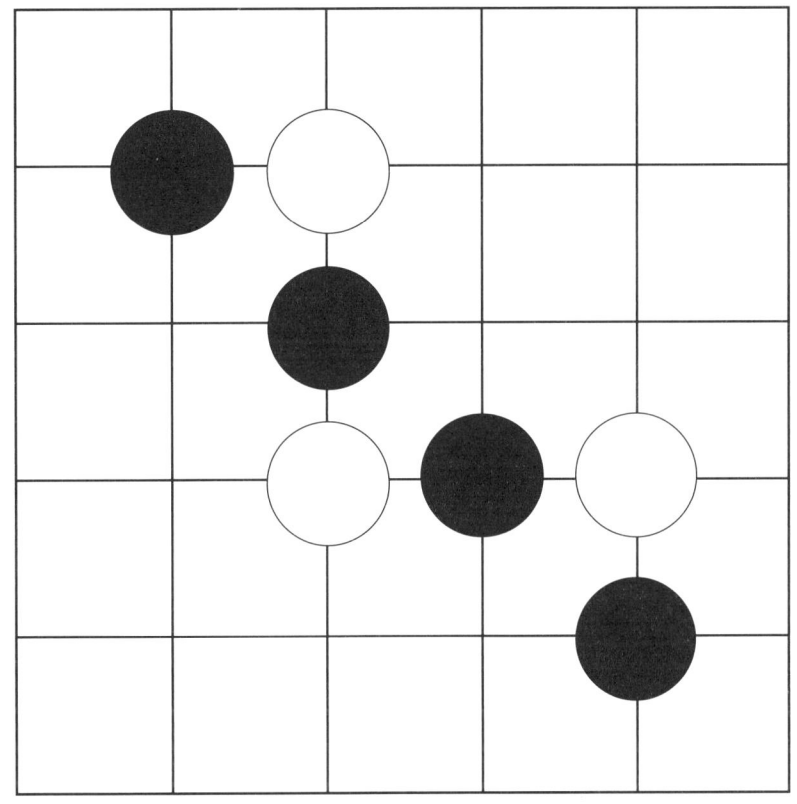

매일의 언어 문제

아래 제시된 초성을 보고 채소 이름을 맞혀보세요.

예: ㄱ ㅈ → **가지**

1 당ㄱ
2 ㅁ늘
3 ㄱ들빼ㄱ
4 ㄷ릅

5 ㅁ
6 근ㄷ
7 ㄷ덕
8 머ㅇ

바둑 위치 기억하기

월   일

바둑알의 위치를 기억해볼까요?
아래 예시처럼 앞서 기억했던 바둑알을 바둑판의 알맞은 위치에 그려보세요.

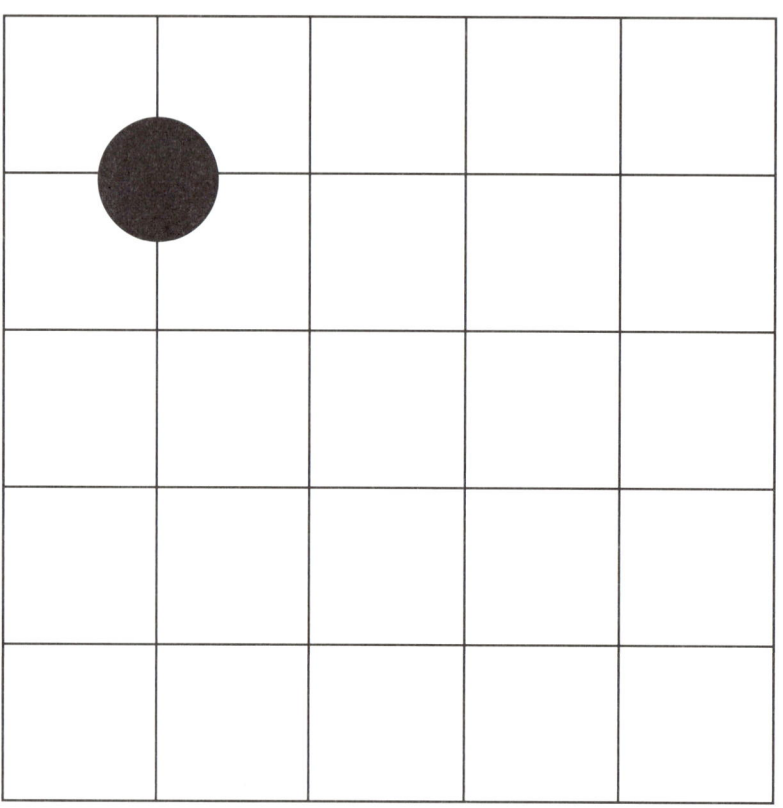

똑같이 그리기

아래 왼쪽에 있는 바둑판 그림을 오른쪽 바둑판에 똑같이 그려보세요.

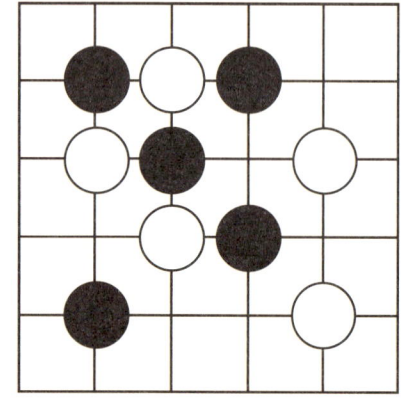  

상기하기

10주차 단어

1) 이번 주는 채소에 대해 알아봤습니다. 다시 상기 해봅시다.
   이번 주에 배운 채소 이름을 생각나는대로 최대한 많이 적어보세요.

   당근

2) 아래 글자판에서 이번 주에 배운 채소 이름을 모두 찾아 동그라미 치세요.

감	조	고	구	더	덕	감	두
마	고	사	리	근	이	개	단
위	구	두	호	깻	늘	냉	호
릅	마	잎	당	근	나	고	박
사	들	바	가	대	이	마	기
냉	이	다	자	청	달	래	두
가	머	청	감	자	이	박	더
지	호	근	라	깻	잎	고	들

즐거운 주말이 왔습니다

월   일

선을 진하게 따라 그린 후, 예쁘게 색칠해보세요.

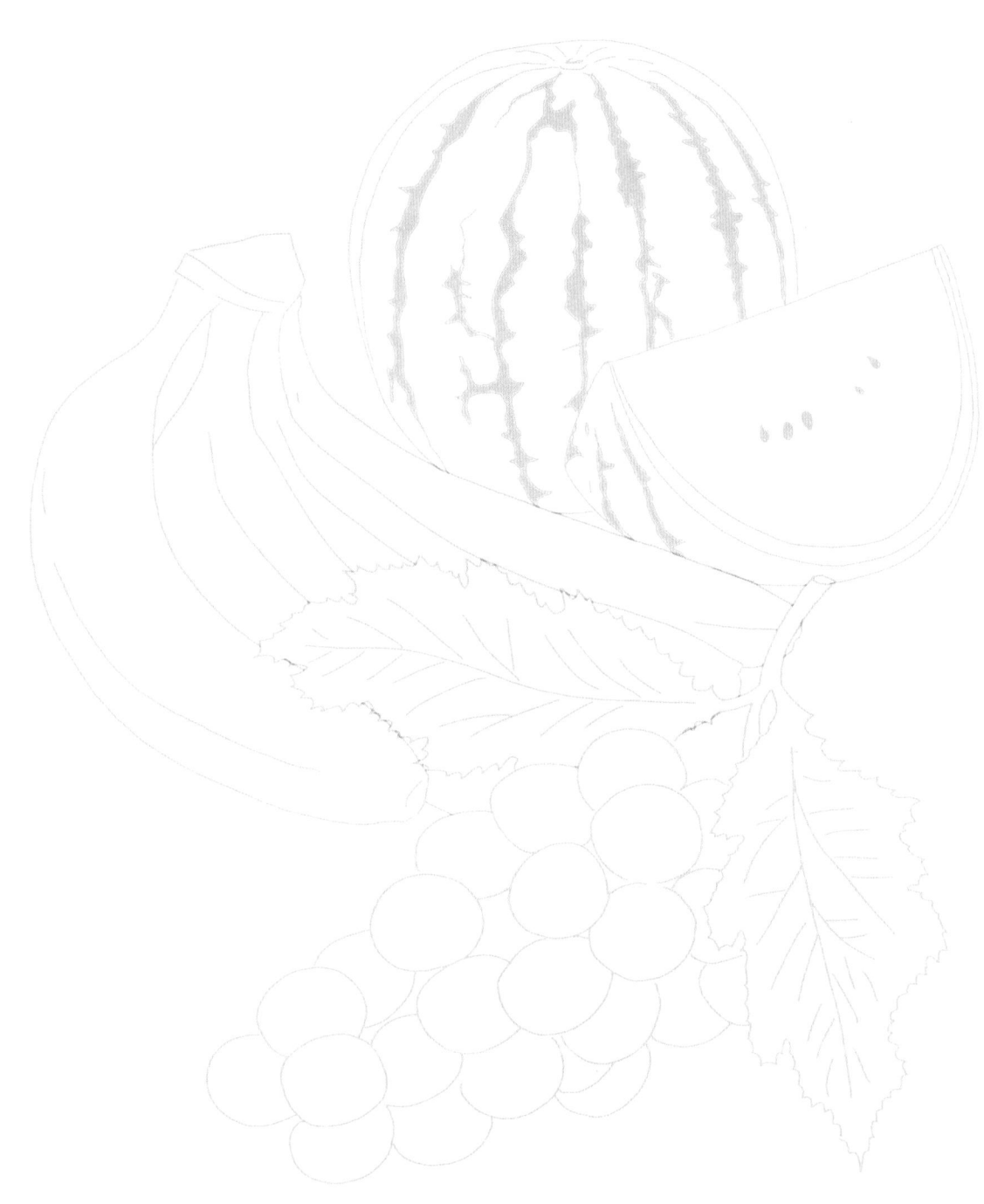

선을 진하게 따라 그린 후, 예쁘게 색칠해보세요.

10주 정답

월

매일의 계산 문제

① 7 ② 12 ③ 72 ④ 68
⑤ 137 ⑥ 137 ⑦ 763 ⑧ 1118

같은 단어 찾기

다	사	다	리	도	사	다	리	루	라
로	다	라	서	사	도	라	사	다	리
서	리	두	사	다	리	서	도	리	사
사	리	사	다	로	다	사	다	리	다
사	도	더	리	사	라	사	소	다	리
다	사	라	소	도	루	다	서	루	사
리	다	사	다	리	수	리	두	소	도
소	라	도	사	두	러	두	사	다	리
두	다	사	다	라	사	사	다	리	더
로	사	다	리	소	사	다	라	도	사

매일의 언어 문제

차단, 차별, 차이, 차지, 착수, 착안, 착취, 찬성, 찬양, 찬장, 찰나, 찰떡, 참고, 참석, 참회, 찹쌀, 찻장, 창고, 창문, 창업, 창조, 채권, 채무, 채소, 책략, 책상, 책임, 처마, 처벌, 처음, 척도, 척추, 척출, 천성, 천연, 천체, 철강, 철자, 철학, 첨가, 첨삭, 첨예, 첩보, 청사, 청중, 청춘, 체육, 체조, 체포, 초대, 초밥, 초월, 초장, 촉각, 촉발, 촉진, 촌수, 촛농, 총재, 총칭, 촬영, 최고, 최신, 최종, 추론, 추위, 추진, 축소, 축약, 축하, 춘분, 춘추, 출동, 출산, 출장, 충격, 충분, 충성, 췌장, 취급, 취사, 취직, 측량, 측정, 층계, 치수, 치안, 치약, 치장, 친구, 친절, 친척, 칠판, 칠흑, 침대, 침입, 칩거, 칫솔, 칭찬, 칭호… 등이 있습니다.

화

매일의 계산 문제

① 4 ② 63 ③ 73 ④ 13
⑤ 17 ⑥ 652 ⑦ 448 ⑧ 195

무게 계산

1. 30 kg
2. 48 kg

매일의 언어 문제

시각, 시도, 시약, 시사, 시조, 시작, 시방, 시인, 다시, 다각, 다도, 다방, 다작, 다과, 다인, 인시, 인도, 인사, 인조, 인명, 인과, 인건, 도시, 도약, 도사, 도인, 약사, 약도, 약시, 약조, 약과, 약방, 사시, 사각, 사도, 사방, 사과, 사명, 사인, 사건, 각시, 각도, 각방, 조약, 조각, 조사, 조작, 조명, 조건, 작약, 작사, 작명, 방사, 방조, 방인, 과시, 과다, 과도, 과작, 과인, 명시, 명도, 명약, 명사, 명작, 명인, 건사, 건조, 건방 … 등이 있습니다.

10주 정답

수

매일의 계산 문제

1. 40 2. 36 3. 279 4. 342
5. 946 6. 4588 7. 3213 8. 24682

도형 회전

매일의 언어 문제

1. 감자 2. 단호박 3. 냉이 4. 고사리 5. 고추 6. 깻잎 7. 고구마 8. 달래

목

매일의 계산 문제

1. 6 2. 11 3. 37 4. 84
5. 7 6. 12 7. 17 8. 84

한자와 한글 불일치

매일의 언어 문제

1 주스가 (달달하다 / **달콤하다**).
2 겨울철 내 방에는 (우풍 / **외풍**) 이 심하다.
3 마룻 바닥을 (닥다 / **닦다**).
4 이것은 저의 공책 (**이에요** / 이예요).
5 나는 그 음식을 (그닥 / **그다지**) 좋아하지 않는다.

[참고 : MBC 우리말 나들이 / 국립국어원]

금

매일의 계산 문제

① 112 ② 2886 ③ 10 ④ 102

⑤ 123 ⑥ 567 ⑦ 36 ⑧ 162

바둑 위치 기억하기

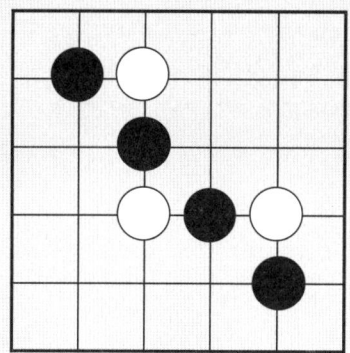

매일의 언어 문제

1. 당근   2. 마늘   3. 고들빼기   4. 두릅   5. 마, 무   6. 근대   7. 더덕   8. 머위

상기하기

1. 가지, 감자, 갓, 고구마, 고들빼기, 고사리, 고추, 근대, 깻잎, 냉이, 단호박, 달래, 당근, 더덕, 두릅, 마, 마늘, 머위, 무, 무청

2.
감	조	고	구	더	덕	감	두
마	고	사	리	근	이	개	단
위	구	두	호	깻	늘	냉	호
릅	마	잎	당	근	나	고	박
사	들	바	가	대	이	마	기
냉	이	다	자	청	달	래	두
가	머	청	감	자	이	박	더
지	호	근	라	깻	잎	고	들

11

뇌미인 트레이닝 베이직

열한째 주

월

월   일

일기쓰기

자유롭게 빈칸을 채워서 일기를 완성해 보세요.

- 오늘은 _____ 년 _____ 월 _____ 일 _____ 요일이다.
- 지난 주말에는 _____ 와 함께 _____ 을/를 갔다.
- 어제 낮에는 _____ 을/를 했으며, 저녁에는 _____ 을/를 했다.
- 오늘 점심 식사로 _____ 와/과 함께 _____ 을/를 먹었다.
- 이번 주에 가장 신나는 계획은 _____ 이다.

채소 단어 채소 이름 입니다. 따라 써보세요.

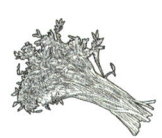 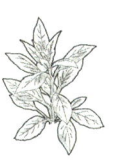 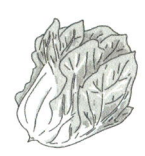 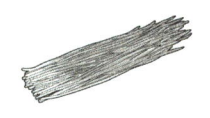

| 미나리 | 미역취 | 배추 | 부추 |

매일의 계산 문제

①   4
 + 2

②   9
 + 6

③   37
 + 7

④   26
 + 71

⑤   45
 + 73

⑥   61
 + 89

⑦ 462
 + 528

⑧ 871
 + 976

같은 모양 찾기

주의집중력

전두엽을 활성화시키는 주의집중력 훈련입니다

표 안에서 가로와 세로 중 '♠ ○ ☆' 모양 순서대로 되어있는 것을 모두 찾아 동그라미 표시 해보세요. 대각선은 제외하며, 가로와 세로 중복으로 겹쳐도 가능합니다.
(정답은 예시 포함 총 13개입니다.)

매일의 언어 문제

"ㅋ" 으로 시작하는 두 글자 단어를 10개 이상 적어보세요.

쾌유

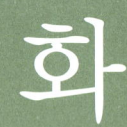

월   일

물건의 위치

각 방에 어떤 물건들이 있는지 기록해보세요.

위치	물건들
거실	소파,
부엌	
안방	
작은방	
베란다	

채소 단어 채소 이름 입니다. 따라 써보세요.

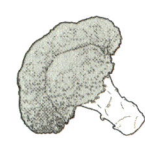 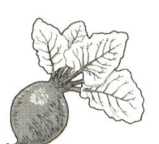 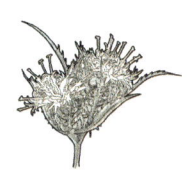 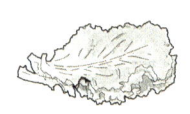

브로콜리   비트   삽주   상추

매일의 계산 문제

1) 7 − 2

2) 99 − 8

3) 33 − 7

4) 94 − 50

5) 51 − 25

6) 145 − 56

7) 365 − 246

8) 623 − 136

주사위 계산

계산력

왼쪽 두정엽을 활성화시키는 계산력 훈련입니다

주사위의 동그라미 개수를 숫자로 연상하여 계산해보세요.
〈예시〉와 같이 주사위 두 개가 이어 있으면 두 자리 숫자, 세 개가 이어 있으면 세 자리 숫자가 됩니다.

〈예시〉 1 3 5 + 2 6 = **161**

1)

2)

3)

매일의 언어 문제

두 글자씩 짝을 지어 단어를 만들어보세요. (글자 중복 사용가능)

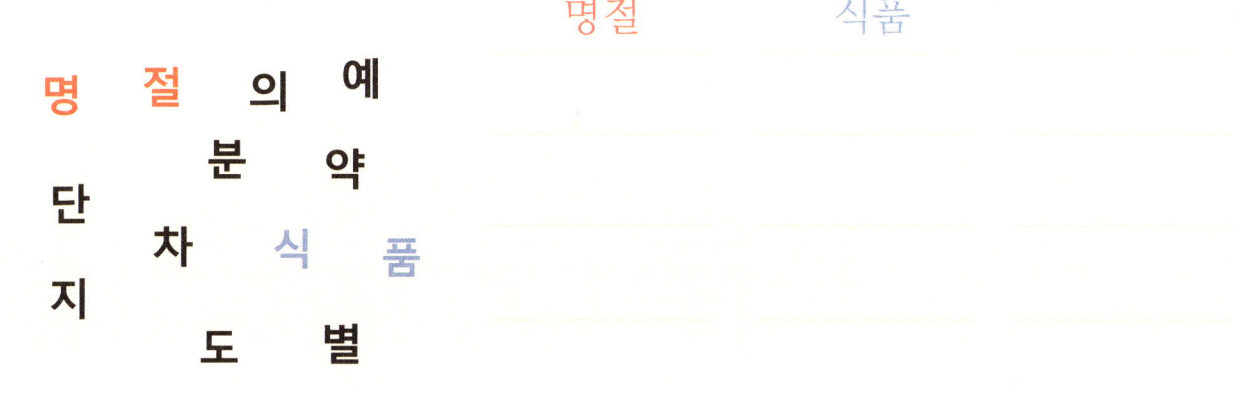

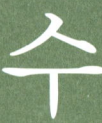

월   일

일기쓰기

어제와 오늘 느꼈던 감정들을 아래에 제시된 단어를 이용하여 문장으로 써보세요.

걱정하다. 귀찮다. 당황스럽다. 감사하다. 기쁘다. 놀라다. 만족스럽다. 반갑다. 부럽다. 벅차다.
서운하다. 슬프다. 뿌듯하다. 사랑스럽다. 상쾌하다. 신나다. 안타깝다. 자랑스럽다. 재미있다. 즐겁다.
지루하다. 화나다. 짜증스럽다. 행복하다. 흐뭇하다. 홀가분하다. 후회스럽다. 감동하다. 좋다.

예) 오늘 낮에 오랜만에 친구들을 만나서 기분이 좋았다.

채소 단어 채소 이름 입니다. 따라 써보세요.

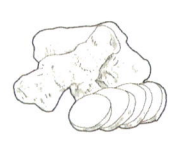 생강

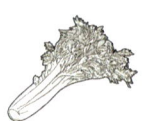 셀러리

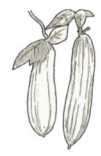 수세미

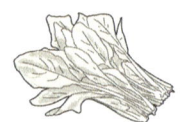 시금치

매일의 계산 문제

① 4 × 7

② 43 × 2

③ 51 × 8

④ 73 × 8

⑤ 42 × 12

⑥ 16 × 25

⑦ 724 × 5

⑧ 643 × 32

위에서 본 모양

시공간 능력

오른쪽 두정엽을 활성화시키는 시공간 능력 훈련입니다

〈예시〉처럼 쌓여진 블록들을 위에서 내려다봤을 때 어떻게 보일지 생각해 보세요. 위에서 본 모양을 그대로 오른쪽 빈칸에 색칠해 보세요.

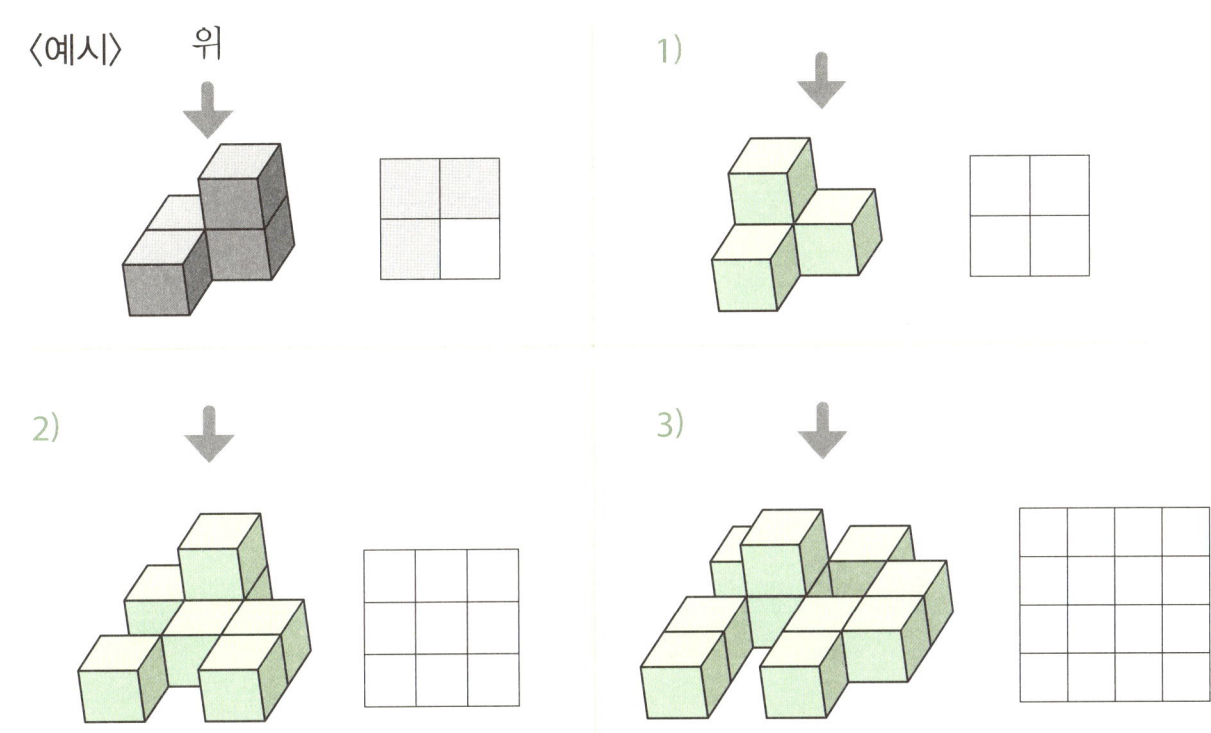

매일의 언어문제

아래 제시된 초성을 보고 채소 이름을 맞혀보세요.

예: ㄱ ㅈ ➡ 가지

1 ㅅ 추

2 ㅂ 로 콜 ㄹ

3 수 ㅅ ㅁ

4 ㅅ 금 ㅊ

5 ㅁ 나 ㄹ

6 부 ㅊ

7 ㅅ 강

8 ㅂ ㅌ

목

월   일

우리동네

우리 동네 주변에 있거나 자주 이용하는 자연의 이름을 적어봅시다.

자연	이름
주변 하천	
가장 가까운 강	
주변 산	
자주 가는 산	
자주 가는 공원	
자주 이용하는 산책로	

채소 단어 채소 이름 입니다. 따라 써보세요.

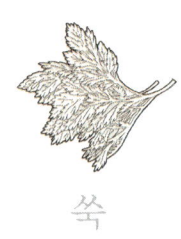
쑥

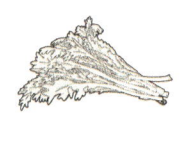
쑥갓

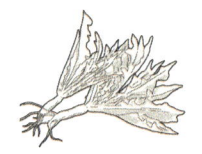
씀바귀

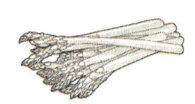
아스파라거스

매일의 계산 문제

1) 9) 36

2) 2) 62

3) 6) 72

4) 6) 234

5) 28 ÷ 4 =

6) 36 ÷ 3 =

7) 96 ÷ 8 =

8) 592 ÷ 2 =

도형 추론

전두엽 기능

전두엽을 활성화시키는 집행기능 훈련입니다

다음 네모 상자 안에 도형들은 일련의 규칙에 따라 나열되어 있습니다.
어떤 규칙이 있는지 생각해보고, 물음표 빈칸에 들어갈 알맞은 도형을 보기에서 골라보세요.

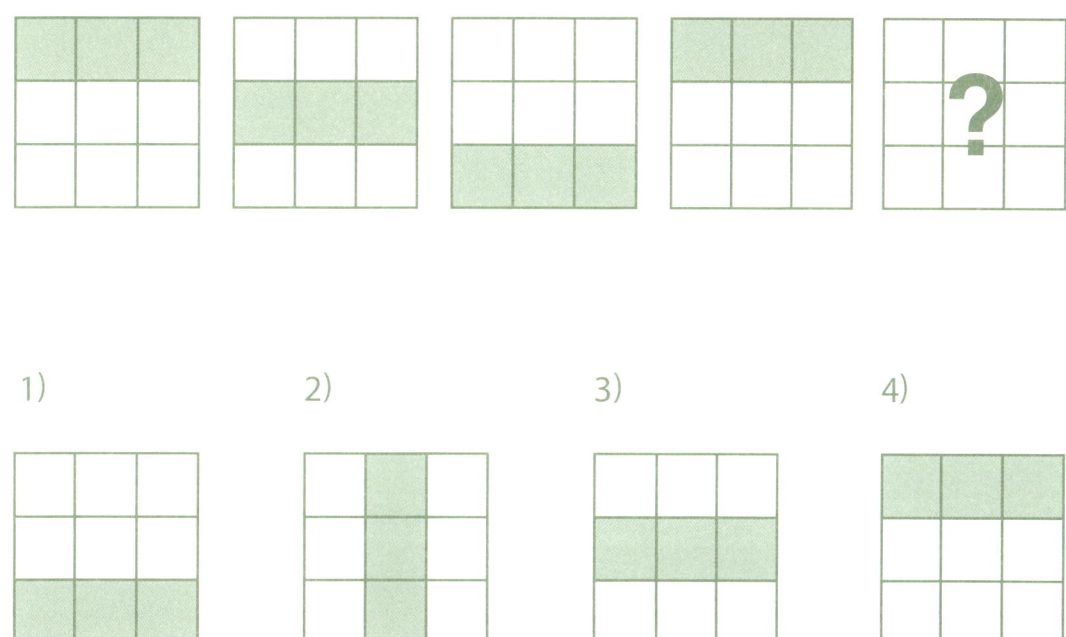

매일의 언어 문제

알맞은 맞춤법을 찾아 동그라미 치세요.

[예시] 호텔에 (묶다 / (묵다)).

1. 삼계탕이 (뚝배기 / 뚝빼기) 에 담겨 나오다.
2. 오늘 날씨는 (갠찮다 / 괜찮다).
3. 그는 (뇌졸중 / 뇌졸증) 으로 쓰러져서 위독한 상태다.
4. 친구의 (등살 / 등쌀) 에 못 이겨 따라갔다.
5. 그 둘은 이란성 쌍둥이라 얼굴이 (다르게 / 틀리게) 생겼다.

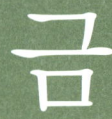

금

월   일

일기쓰기

자유롭게 빈칸을 채워서 일기를 완성해 보세요.

- 오늘은 _____ 월 _____ 일 _____ 요일이며. 날씨는 _____ 다.
- 이번 주에는 외식을 총 _____ 번 했다.
- 이번 주에 가장 기억에 남는 일은 _____ 이다.
- 이번 주말에는 _____ 에 가서 _____ 을/를 할 계획이다.
- 다음 주 _____ 요일에 _____ 와/과 함께 _____ 식사를 할 것이다.

채소 단어 채소 이름 입니다. 따라 써보세요.

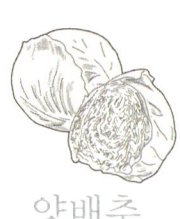
양배추

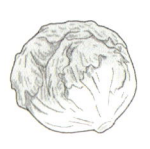
양상추

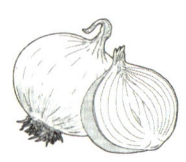
양파

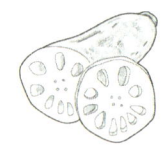
연근

매일의 계산 문제

1. $67 - 29 + 95 =$

2. $13 \times 23 - 18 =$

3. $68 \div 4 + 44 =$

4. $84 \div 6 \times 7 =$

5. $44 + 30 - 38 + 32 =$

6. $25 \times 19 - 87 + 48 =$

7. $78 \div 2 - 24 + 85 =$

8. $28 \times 17 \div 7 + 87 =$

숫자 기억

기억력

측두엽을 활성화시키는 기억력 훈련입니다

아래에 뇌미인 로또 당첨 번호가 있습니다. 최대한 많은 숫자들을 기억해보세요. 기억한 숫자가 많을 수록 높은 등수에 당첨될 수 있으며, 높은 등수에 당첨되면 자녀분께서 당첨금을 드릴 겁니다. 뒷장을 넘겨서 기억한 숫자를 적어보겠습니다.

보너스 번호

1등 : 외운 숫자와 당첨숫자가 6개 일치 + 보너스 번호까지 외우면 (당첨금액 : 20억)
2등 : 외운 숫자와 당첨숫자가 6개 일치 (당첨금 : 5,000만원)
3등 : 5개 숫자 일치 (당첨금 : 150만원)
4등 : 4개 숫자 일치 (당첨금 : 5만원)
5등 : 3개 숫자 일치 (당첨금 : 5천원)

• 위 숫자는 가상의 숫자로 실제 로또와는 관련이 없으며 당첨규칙 또한 다릅니다.

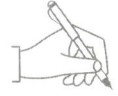 쓰면서 외우기

매일의 언어 문제

아래 제시된 초성을 보고 채소 이름을 맞혀보세요.

예: ㄱ ㅈ ➔ **가지**

1 ㅆ 갓
2 ㅇ 배 ㅊ
3 씀 ㅂ ㄱ
4 아 ㅅ 파 라 ㄱ ㅅ

5 ㅇ ㅍ
6 부 ㅊ
7 ㅅ 러 ㄹ
8 ㅇ 근

숫자기억

월   일

앞서 기억한 숫자들을 기억해볼까요?
기억나는 대로 숫자들을 최대한 많이 적어보세요.
기억한 숫자가 많을수록 높은 등수에 당첨될 수 있습니다.

앞페이지를 보면서 숫자가 맞았는지 확인해보겠습니다.
맞추신 숫자를 자녀분께 보여주시면 해당하는 당첨금을 드릴 거예요. ^^

내가 20억에 당첨된다면...

만약 실제로 20억에 당첨된다면 무엇을 하고 싶으신가요?
20억 중에 얼마를 무엇을 하는 데 쓸지 아래 표에 계획해보세요.

	금액	계획
예시	10억	큰 정원이 있는 전원주택 짓기
1위		
2위		
3위		
4위		
5위		
6위		
7위		

상기하기

11주차 단어

1) 이번 주는 채소에 대해 알아봤습니다. 다시 상기 해봅시다.
   이번 주에 배운 채소 이름을 생각나는대로 최대한 많이 적어보세요.

   배추

2) 아래 글자판에서 이번 주에 배운 채소 이름을 모두 찾아 동그라미 치세요.

미	나	부	생	추	비	미	시
금	상	추	브	로	시	금	치
양	셀	라	비	양	파	강	부
생	강	콜	타	배	치	파	트
근	양	추	미	시	브	나	추
수	세	마	나	감	로	생	미
세	셀	러	리	상	콜	연	근
미	시	아	스	파	리	치	강

즐거운 주말이 왔습니다

월   일

가장 알맞은 그림의 그림자를 보기에서 찾아보세요.

1.

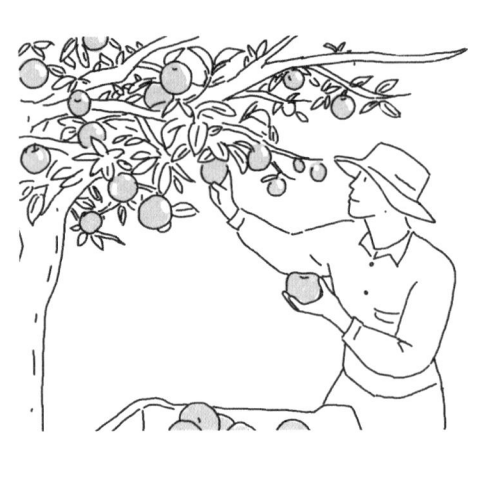
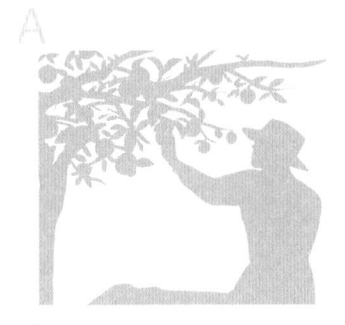
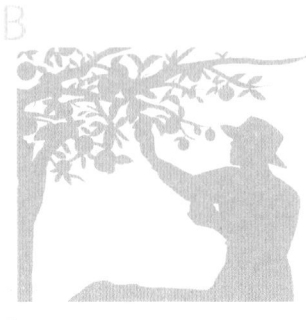
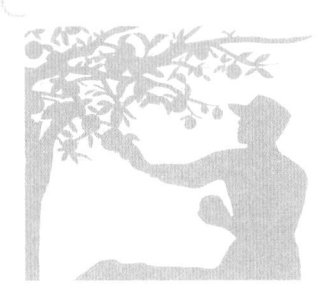
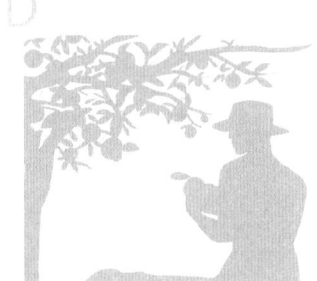

2.

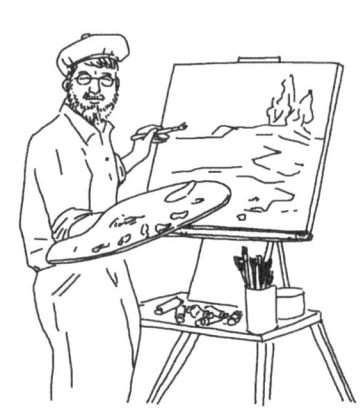
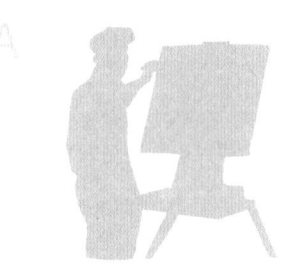
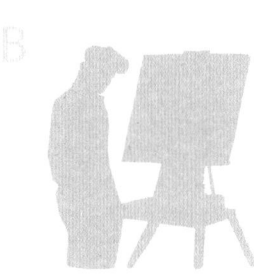
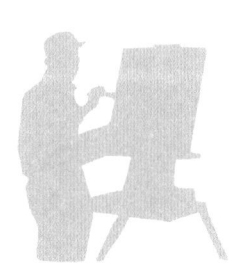
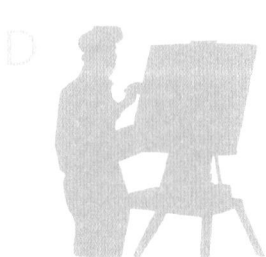

11주 정답

매일의 계산 문제

① 6 ② 15 ③ 44 ④ 97

⑤ 118 ⑥ 150 ⑦ 990 ⑧ 1847

같은 모양 찾기

월

매일의 언어 문제

카누, 카드, 카레, 카약, 카페, 칸수, 칼날, 칼륨, 칼슘, 칼집, 칼춤, 캐디, 캠핑, 커터, 커튼, 커피, 케냐, 케밥, 케일, 케첩, 켤레, 코드, 코믹, 코앞, 코일, 코치, 코털, 코피, 콜라, 콜록, 콧김, 콧날, 콧대, 콧등, 콧물, 콩국, 콩떡, 콩밭, 콩알, 콩장, 콩죽, 콩팥, 쾌감, 쾌락, 쾌론, 쾌면, 쾌자, 쾌재, 쾌적, 쾌척, 쾌활, 크기, 크림, 클립, 키순, 키스, 키위, 키질 … 등이 있습니다.

매일의 계산 문제

① 5 ② 91 ③ 26 ④ 44

⑤ 26 ⑥ 89 ⑦ 119 ⑧ 487

주사위 계산

화

1. ⚅ + ⚅ − ⚅ = 62
2. ⚅ − ⚅ + ⚅ = 224
3. ⚅ × ⚅ − ⚅ = 17

매일의 언어 문제

명절, 명예, 명의, 명식, 명분, 명단, 명지, 명약, 명품, 명도, 절의, 절식, 절단, 절지, 절약, 절차, 절도, 예절, 예의, 예식, 예단, 예지, 예약, 의절, 의식, 의지, 의약, 의도, 식품, 식단, 식별, 식도, 분명, 분절, 분식, 분단, 분지, 분별, 단명, 단절, 단의, 단식, 단지, 단품, 단차, 단도, 지명, 지절, 지식, 지분, 지단, 지도, 약식, 약분, 약지, 약품, 약도, 품명, 품절, 품의, 차명, 차단, 차별, 차도, 별명, 별의, 별식, 별지, 별품, 별차, 별도, 도예, 도의, 도식, 도약, 도명, 도절, 도차 … 등이 있습니다.

11주 정답

매일의 계산 문제

① 28 ② 86 ③ 408 ④ 584
⑤ 504 ⑥ 400 ⑦ 3620 ⑧ 20576

위에서 본 모양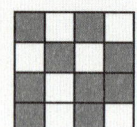

1. 2. 3.

매일의 언어 문제

1. 상추 2. 브로콜리 3. 수세미 4. 시금치 5. 미나리 6. 부추 7. 생강 8. 비트

매일의 계산 문제

① 4 ② 31 ③ 12 ④ 39
⑤ 7 ⑥ 12 ⑦ 12 ⑧ 296

도형 추론

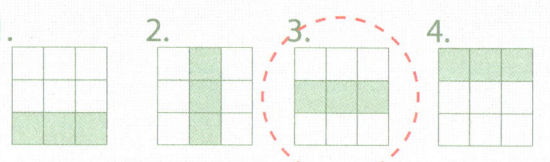

매일의 언어 문제

1 삼계탕이 (**뚝배기** / 뚝빼기) 에 담겨 나오다.
2 오늘 날씨는 (갠찮다 / **괜찮다**).
3 그는 (**뇌졸중** / 뇌졸증) 으로 쓰러져서 위독한 상태다.
4 친구의 (등살 / **등쌀**) 에 못 이겨 따라갔다.
5 그 둘은 이란성 쌍둥이라 얼굴이 (**다르게** / 틀리게) 생겼다.   [참고 : MBC 우리말 나들이 / 국립국어원]

금

매일의 계산 문제

1. 133
2. 281
3. 61
4. 98
5. 68
6. 436
7. 100
8. 155

숫자 기억

3, 19, 27, 36, 41, 44 + 15

매일의 언어 문제

1. 쑥갓   2. 양배추   3. 씀바귀   4. 아스파라거스   5. 양파   6. 부추   7. 셀러리   8. 연근

상기하기

1. 미나리, 미역취, 부추, 브로콜리, 비트, 삽주, 상추, 생강, 셀러리, 수세미, 시금치, 쑥, 쑥갓, 씀바귀, 아스파라거스, 양배추, 양상추, 양파, 연근

2.
미	나	부	생	추	비	미	시
금	상	추	브	로	시	금	치
양	셀	라	비	양	파	강	부
생	강	콜	타	배	치	파	트
근	양	추	미	시	브	나	추
수	세	마	나	감	로	생	미
세	셀	러	리	상	콜	연	근
미	시	아	스	파	리	치	강

주말

그림자 찾기

1. B
2. D

12

뇌미인 트레이닝 베이직

열두째 주

월

월   일

일기쓰기

자유롭게 빈칸을 채워서 일기를 완성해 보세요.

- 오늘은 _____ 년 _____ 월 _____ 일 _____ 요일이다.
- 지난주에 가장 인상 깊었던 일은 _____ 이었다.
- 어제 저녁식사로 _____ 을/를 먹었으며, _____ 이/가 가장 맛있었다.
- 오늘 _____ 시에 _____ 에서 _____ 을/를 했다.
- 이번 주에 챙겨야 할 약속은 _____ 이/가 있다.

채소 단어 채소 이름 입니다. 따라 써보세요.

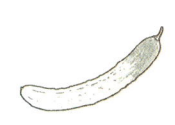	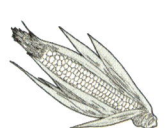	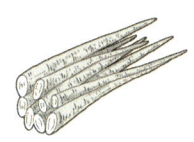	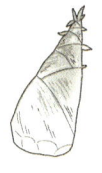
오이	옥수수	우엉	죽순

매일의 계산 문제

①   6　　②   8　　③   67　　④   73
　+ 3　　　+ 6　　　+ 9　　　+ 25

⑤   72　　⑥   97　　⑦ 367　　⑧ 456
　+ 95　　　+ 77　　　+ 262　　　+ 979

머릿속 한글 세상

주의집중력

전두엽을 활성화시키는 주의집중력 훈련입니다

예시처럼 글자 안에 가로 선과 세로 선이 몇 개 있는지 찾아보세요.

글자	가로 선	세로 선
대기만성	9 개	10 개
다다익선	개	개
감언이설	개	개
일거양득	개	개
백전백승	개	개

매일의 언어문제

"ㅌ"으로 시작하는 두 글자 단어를 10개 이상 적어보세요.

타조

화

월   일

한국 상식

우리나라 명절, 기념일의 날짜를 적어보세요.

명절	날짜	기념일	날짜
설날	음력 월 일	식목일	월 일
추석	음력 월 일	어버이날	월 일
정월 대보름	음력 월 일	어린이날	월 일

채소 단어 채소 이름 입니다. 따라 써보세요.

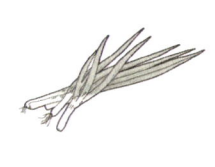
쪽파

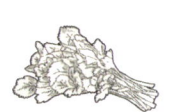
참나물

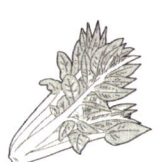
참죽

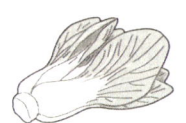
청경채

매일의 계산 문제

① 8 − 3

② 39 − 4

③ 64 − 6

④ 79 − 45

⑤ 90 − 34

⑥ 493 − 95

⑦ 639 − 468

⑧ 537 − 359

가게 계산

계산력

왼쪽 두정엽을 활성화시키는 계산력 훈련입니다

각 슈퍼에서 팔고 있는 물건들의 가격이 아래 표에 있습니다.
계산기를 사용하지 말고 직접 계산하여 아래 문제들의 답을 적어보세요.

품목	은혜 슈퍼	사랑 슈퍼	제일 슈퍼
저지방 우유 1통(1L)	2,100 원	2,700 원	2,500 원
식빵 1봉지	2,400 원	3,000 원	2,000 원
참기름 1병 (500ml)	7,200 원	6,800 원	8,400 원
계란 한 판(30구)	8,200 원	6,400 원	7,700 원
콜라 1병 (500ml)	1,200 원	1,400 원	1,500 원

• 물건 가격은 실제 물가와 무관합니다.

1) 제일 슈퍼에서 식빵 2봉지를 사고, 참기름 1병을 샀습니다. 그런데 사랑 슈퍼의 참기름 가격이 더 저렴해서 앞서 샀던 참기름 1병을 환불하고, 사랑 슈퍼에서 참기름 1병을 샀습니다. 총 지출한 금액은 얼마일까요?

2) 한 슈퍼에 들러 저지방 우유 1통, 계란 한 판, 콜라 1병을 모두 사려고 합니다. 어느 슈퍼에서 사는 것이 가장 저렴할까요?

매일의 언어 문제

두 글자씩 짝을 지어 단어를 만들어보세요. (글자 중복 사용가능)

교수   신문

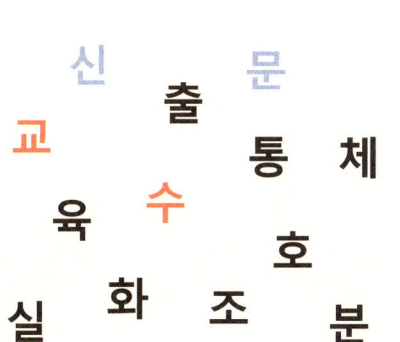

205

수

월 일

일기 쓰기

자유롭게 빈칸을 채워서 일기를 완성해 보세요.

· 오늘은 .... 월 .... 일 .... 요일이며, 날씨는 .... 다.

· 어제 .... 을/를 타고 .... 에 갔다.

· 오늘 점심 식사로 .... 와/과 함께 .... 을/를 먹었다.

· 오늘 가장 신났던 일은 .... 이다.

· 내일은 .... 와/과 함께 .... 을/를 먹고 싶다.

채소 단어 채소 이름 입니다. 따라 써보세요.

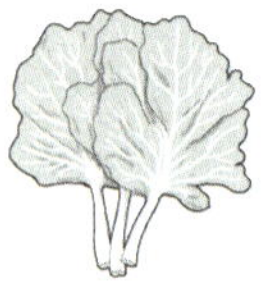

케일

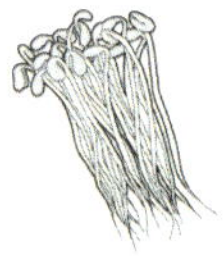

콩나물

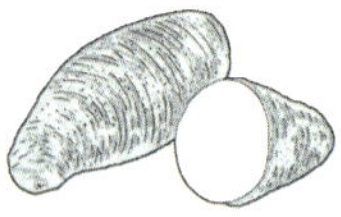

토란

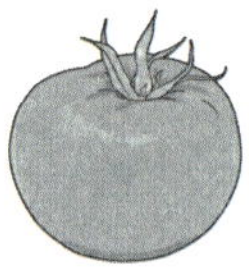

토마토

매일의 계산 문제

① 6×8

② 32×3

③ 62×4

④ 99×3

⑤ 12×23

⑥ 42×37

⑦ 493×8

⑧ 782×19

칠교놀이 3

시공간 능력

오른쪽 두정엽을 활성화시키는 시공간 능력 훈련입니다

부록에 있는 7개의 조각을 이리저리 움직여 아래 모양과 똑같이 만들어 보겠습니다.
아래 모양에 맞춰진 퍼즐 조각처럼 퍼즐을 맞춰보세요.
(부록은 책의 마지막 페이지에 있고, 다 맞춰본 후 풀로 붙여보아도 좋습니다)

목

시간 계산

왼쪽 시계가 몇 시 인지 아래 빈칸에 시간을 적어보세요. 그리고 왼쪽 시계에서 2시간 15분이 흘렀을 때의 시간을 오른쪽 시계에 그려보고 아래 빈칸에도 시간을 적어보세요.

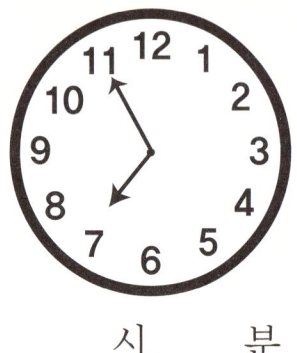 

.... 시 .... 분 　　　　　　　......... 시 .... 분

채소 단어 채소 이름 입니다. 따라 써보세요.

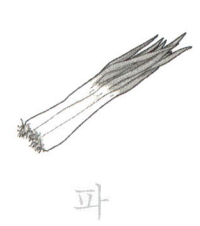 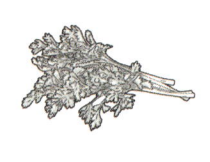 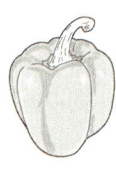 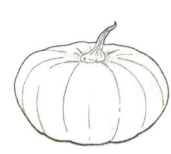

파　　　　　파슬리　　　　　피망　　　　　호박

매일의 계산 문제

① 8) 72　　② 4) 48　　③ 7) 84　　④ 3) 984

⑤ 54 ÷ 6 =　　⑥ 63 ÷ 3 =　　⑦ 96 ÷ 6 =　　⑧ 196 ÷ 4 =

무게 비교

전두엽 기능

전두엽을 활성화시키는 집행기능 훈련입니다

아래 표에는 도형들의 무게가 제시되어 있습니다. 저울을 보고 어느 쪽이 더 무겁고 가벼운지 생각해보고, 물음표에 들어갈 알맞은 도형들을 보기에서 고르세요.

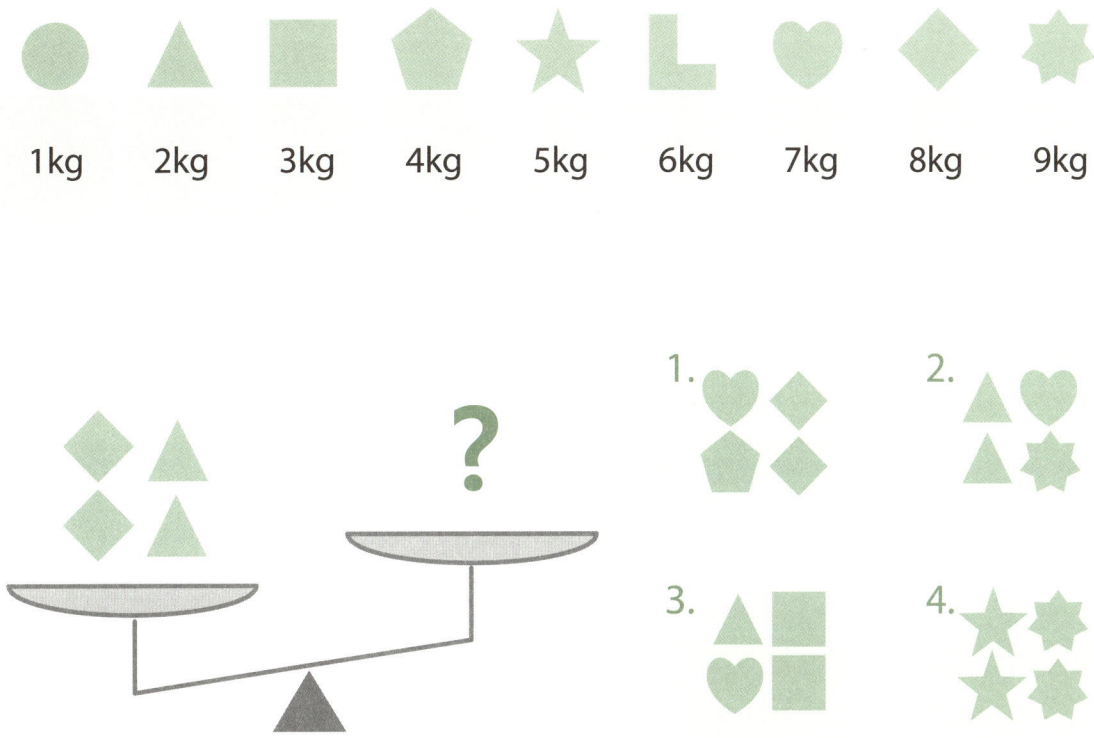

매일의 언어 문제

알맞은 맞춤법을 찾아 동그라미 치세요.

[예시] 호텔에 (묶다 /(묵다)).

1 어머니는 저녁식사로 (육개장 / 육계장)을 끓였다.
2 저 상자는 이것보다 부피가 (작다 / 적다).
3 식욕이 (당기다 / 땅기다).
4 배가 고파서 짜장면을 (곱배기 / 곱빼기)로 시켰다.
5 닭 (쫓던 / 쫏던) 개 지붕 쳐다보듯 한다.

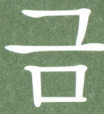

월   일

일기쓰기

이번 주에 느꼈던 감정들을 아래에 제시된 단어를 이용하여 문장으로 써보세요.

걱정하다. 귀찮다. 당황스럽다. 감사하다. 기쁘다. 놀라다. 만족스럽다. 반갑다. 부럽다. 벅차다.
서운하다. 슬프다. 뿌듯하다. 사랑스럽다. 상쾌하다. 신나다. 안타깝다. 자랑스럽다. 재미있다. 즐겁다.
지루하다. 화나다. 짜증스럽다. 행복하다. 흐뭇하다. 홀가분하다. 후회스럽다. 감동하다. 좋다.

예) 주말에 손주들이 놀러와서 기분이 좋았고 손주들이 매우 사랑스러웠다.

....

....

....

채소 단어 채소 이름 입니다. 따라 써보세요.

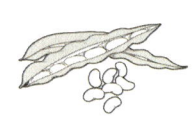	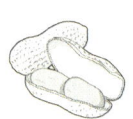	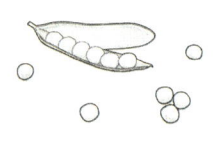	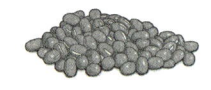
강낭콩	땅콩	완두	팥

매일의 계산 문제

1. 97 + 89 - 72 =

2. 54 × 12 + 85 =

3. 85 ÷ 5 - 13 =

4. 28 × 3 ÷ 2 =

5. 39 + 22 - 45 + 68 =

6. 37 × 28 + 37 - 79 =

7. 81 ÷ 3 + 86 - 79 =

8. 46 × 34 ÷ 4 - 68 =

이야기 기억

기억력

측두엽을 활성화시키는 기억력 훈련입니다

아래 이야기를 읽어보고 다른 색깔로 표시된 단어와 숫자를 기억해보세요.
뒷장을 넘겨서 기억한 단어와 숫자들을 적어보겠습니다.

공부 욕심을 놓지 않는 할머니

"영어 능력자 할머니"로 방송에 수차례 소개된 최 할머니의 영어 사랑은 특별하다. 경남 창원에 살고 있는 최 할머니는 80세를 훌쩍 넘긴 나이에도 영어를 능숙하게 구사한다. 외국인들을 만나도 주눅 들지 않고 자신감 있게 대화를 이끌어 나가는 것은 물론이며, 길에서 마주치는 외국인도 그냥 지나치는 법 없이 스스럼없이 다가가 대화를 시도한다.

할머니가 자신 있게 영어를 할 수 있는 비결은 배움에 대한 열정과 끊임없는 노력에 있다. 영어를 독학한 할머니는 주경야독(晝耕夜讀)으로 영어 공부에 매진하였다. 직접 서점에 가서 영어 책과 세계지도를 사 놓고 매일 들여다보고, 집안일을 할 때나 자투리 시간에도 영어 공부에 열심이었다. 거실, 화장실 등 발길이 닿는 곳에 영어 단어와 문장들을 적어 놓았으며, 어려운 단어는 그림도 함께 그려서 암기하도록 노력하였다. 이에 할머니의 집안 벽면에는 영어단어들로 가득 메워져 있다.

최 할머니는 초등학교 중퇴 학력으로 학교에 다니며 배움의 끈을 이어가고 싶었지만 생계로 인해 쉬운 일이 아니었다. 30년 동안 생선 장사를 하고 자식들을 다 키운 뒤 70세에 영어 공부를 시작할 수 있었는데, 딸이 보내준 첫 해외여행이 영어공부를 하게 된 계기가 되었다. 처음으로 해외여행에 나갔을 때 모든 게 새롭고 외국인들이 말을 걸어줘서 신이 났다는 할머니, 이렇게 첫 해외여행은 할머니의 영어 사랑의 시작점이 되었다. 최 할머니는 여전히 영어 공부가 매일 새롭고 즐겁다며, 매일 배우며 살아가는 것이 가장 큰 꿈이라고 말했다.

각색: 영어단어로 집안 도배 영어 할머니 최숙남씨/ 이지혜 기자 /
경남신문/ 2012-07-12(본지 2010-1-23 5면 보도)

이야기 기억

월   일

앞서 기억한 이야기를 떠올리면서 빈칸에 알맞은 단어와 숫자들을 적어보세요.

공부 욕심을 놓지 않는 할머니

"ㅇㅇ ㄴㄹㅈ 할머니"로 방송에 수차례 소개된 최 할머니의 ㅇㅇ 사랑은 특별하다. 경남 ㅊㅇ 에 살고 있는 최 할머니는 __세를 훌쩍 넘긴 나이에도 영어를 능숙하게 구사한다. 외국인들을 만나도 주눅 들지 않고 자신감 있게 대화를 이끌어 나가는 것은 물론이며, 길에서 마주치는 외국인도 그냥 지나치는 법 없이 스스럼없이 다가가 대화를 시도한다.

할머니가 자신 있게 영어를 할 수 있는 비결은 배움에 대한 ㅇㅈ 과 끊임없는 ㄴㄹ 에 있다. 영어를 독학한 할머니는 ㅈㄱㅇㄷ(晝耕夜讀)으로 영어 공부에 매진하였다. 직접 서점에 가서 영어 책과 ㅅㄱㅈㄷ 를 사 놓고 매일 들여다 보고, 집안일을 할 때나 자투리 시간에도 영어 공부에 열심이었다. 거실, 화장실 등 발길이 닿는 곳에 영어 단어와 문장들을 적어 놓았으며, 어려운 단어는 그림도 함께 그려서 암기하도록 노력하였다. 이에 할머니의 집안 벽면에는 ㅇㅇ ㄷㅇ 들로 가득 메워져 있다.

최 할머니는 ㅊㄷ학교 ㅈㅌ 학력으로 학교에 다니며 배움의 끈을 이어가고 싶었지만 생계로 인해 쉬운 일이 아니었다. 30년 동안 생선 장사를 하고 자식들을 다 키운 뒤 __세에 영어 공부를 시작할 수 있었는데, 딸이 보내준 첫 ㅎㅇㅇㅎ 이 영어공부를 하게 된 계기가 되었다. 처음으로 해외여행에 나갔을 때 모든 게 새롭고 외국인들이 말을 걸어줘서 신이 났다는 할머니, 이렇게 첫 ㅎㅇㅇㅎ 은 할머니의 영어 사랑의 시작점이 되었다. 최 할머니는 여전히 영어 공부가 매일 새롭고 즐겁다며, 매일 배우며 살아가는 것이 가장 큰 꿈이라고 말했다.

각색: 영어단어로 집안 도배 영어 할머니 최숙남씨/ 이지혜 기자 /
경남신문/ 2012-07-12(본지 2010-1-23 5면 보도)

상기하기

12주차 단어

1) 이번 주는 채소에 대해 알아봤습니다. 다시 상기 해봅시다.
아래 글자판에서 이번 주에 배운 채소 이름을 모두 찾아 동그라미 치세요.

옥	수	수	세	죽	순	물	토
청	경	케	콩	나	오	오	이
망	죽	참	토	로	우	엉	망
채	콩	나	물	옥	토	수	케
완	피	물	호	토	마	토	두
강	낭	참	우	란	피	엉	시
피	망	일	피	가	땅	순	가
콩	나	죽	강	낭	콩	옥	수

매일의 언어 문제

아래 제시된 초성을 보고 채소 이름을 맞혀보세요.

예: ㄱ ㅈ ➜ **가지**

1 ㅇ ㅇ
2 청 ㄱ ㅊ
3 ㅇ 엉
4 ㅋ 나 ㅁ
5 ㅉ 파
6 케 ㅇ
7 ㅍ ㅁ
8 ㅌ ㅁ 토

즐거운 주말이 왔습니다

출발점에서 도착점까지 미로를 통과해보세요.

8주 정답

월

매일의 계산 문제

① 9　② 14　③ 76　④ 98

⑤ 167　⑥ 174　⑦ 629　⑧ 1435

머릿속 한글 세상

다다익선 — 가로 선 9개, 세로 선 8개

감언이설 — 가로 선 10개, 세로 선 10개

일거양득 — 가로 선 11개, 세로 선 8개

백전백승 — 가로 선 12개, 세로 선 12개

매일의 언어 문제

타격, 타당, 타락, 타산, 타살, 타원, 타인, 타자, 타지, 타협, 탁구, 탁상, 탁자, 탄도, 탄산, 탄성, 탄소, 탄압, 탄약, 탄원, 탈락, 탈수, 탈옥, 탈출, 탈취, 탐구, 탐닉, 탐문, 탐방, 탐정, 탕감, 탕약, 태권, 태도, 태동, 태몽, 태아, 태양, 태엽, 태평, 터득, 터울, 터전, 털실, 텀벙, 텃밭, 텃새, 테너, 텐트, 토기, 토끼, 토란, 토론, 토막, 토목, 토성, 토양, 토종, 토지, 토착, 톱니, 통각, 통계, 통과, 통신, 통역, 통일, 통장, 통찰, 통학, 통화, 퇴보, 퇴사, 퇴원, 퇴직, 퇴폐, 퇴화, 투고, 투기, 투명, 투사, 투숙, 투시, 투자, 투정, 투표, 투항, 튀각, 튀김, 트럭, 트집, 특가, 특색, 특징, 특허, 틀니, 틈새, 티끌, 티눈, 팀장 … 등이 있습니다.

화

한국 상식

설날 : (음력) 1월 1일

추석 : (음력) 8월 15일

정월 대보름 : (음력) 1월 15일

식물일 : 4월 5일

어버이날 : 5월 8일

어린이날 : 5월 5일

가게 계산

1번 : (2000×2) + 8400 - 8400 + 6800 = 10,800원

2번 : 사랑 슈퍼

은혜 슈퍼 : 2100 + 8200 + 1200 = 11,500원
사랑 슈퍼 : 2700 + 6400 + 1400 = 10,500원
제일 슈퍼 : 2500 + 7700 + 1500 = 11,700원

매일의 계산 문제

① 5　② 35　③ 58　④ 34

⑤ 56　⑥ 398　⑦ 171　⑧ 178

매일의 언어 문제

신문, 신수, 신통, 신체, 신출, 신호, 신화, 신조, 신분, 문신, 문체, 문호, 문화, 교신, 교문, 교수, 교통, 교체, 교육, 교실, 교화, 수신, 수문, 수교, 수육, 수출, 수호, 수화, 수조, 수분, 육신, 육수, 육체, 육교, 출신, 출문, 출교, 출화, 호신, 호문, 호수, 호통, 호출, 호실, 호화, 실신, 실수, 실체, 실화, 실조, 조문, 조신, 조교, 조수, 조화, 화교, 화실, 화조, 화분, 분신, 분교, 분수, 분통, 분출, 분실, 분화, 통신, 통화, 체조, 체육
… 등이 있습니다.

8주 정답

매일의 계산 문제 [수]

1) 48   2) 96   3) 248   4) 297

5) 276   6) 1554   7) 3944   8) 14858

칠교놀이

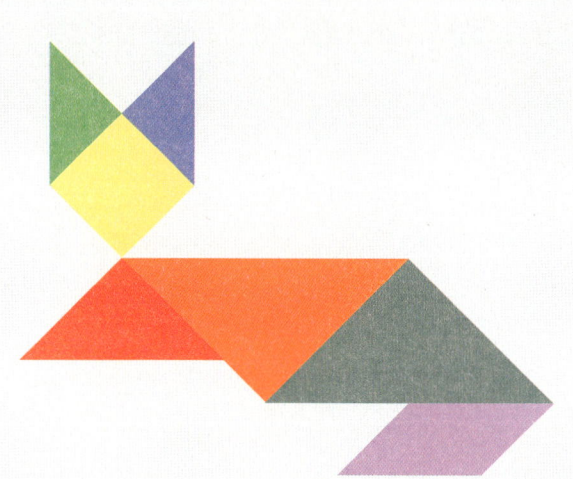

시간 계산

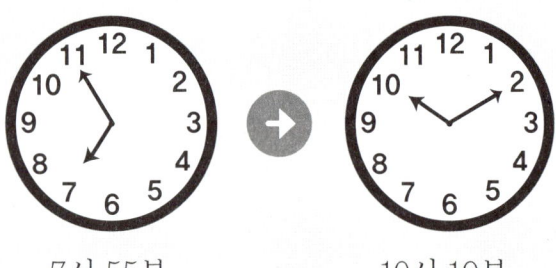

7시 55분 → 10시 10분

매일의 계산 문제 [목]

1) 9   2) 12   3) 12   4) 328

5) 9   6) 21   7) 16   8) 49

무게 비교

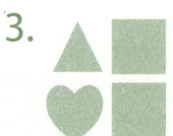
3.

매일의 언어 문제   [참고 : MBC 우리말 나들이 / 국립국어원]

1. 어머니는 저녁식사로 (**육개장** / 육계장) 을 끓였다.
2. 저 상자는 이것보다 부피가 (**작다** / 적다).
3. 식욕이 (**당기다** / 땅기다).
4. 배가 고파서 짜장면을 (곱배기 / **곱빼기**) 로 시켰다.
5. 닭 (**쫓던** / 쏫던) 개 지붕 쳐다보듯 한다.

매일의 계산 문제

① 114 ② 733 ③ 4 ④ 42

⑤ 84 ⑥ 994 ⑦ 34 ⑧ 323

이야기 기억

211 페이지 참고

상기하기

1.

옥	수	수	세	죽	순	물	토
청	경	케	콩	나	오	오	이
망	죽	참	토	로	우	엉	망
채	콩	나	물	옥	토	수	케
완	피	물	호	토	마	토	두
강	낭	참	우	란	피	엉	시
피	망	일	피	가	땅	순	가
콩	나	죽	강	낭	콩	옥	수

매일의 언어 문제

1. 오이 2. 청경채 3. 우엉 4. 콩나물
5. 쪽파 6. 케일 7. 피망 8. 토마토

주말

미로 찾기

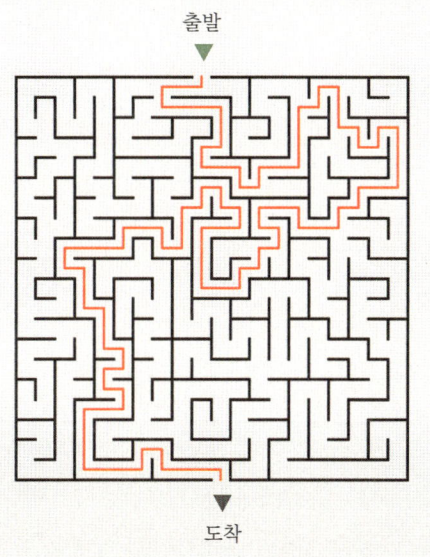

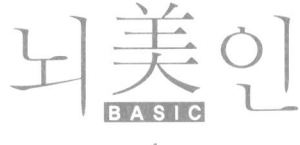

2쇄 발행 | 2022년 1월 1일

지은이 | 조은혜, 박종신, 나덕렬

자문위원 | 조진주

펴낸이 | 박종신

아트디렉터 | 김미소

펴낸곳 | 도서출판 뇌미인

출판등록 | 2015년 6월 5일

주소 | 경기도 남양주시 사릉로 34번길 21, 105동 509호

전화 | 031-592-2353

팩스 | 050-4191-5259

전자우편 | brainbeauty365@gmail.com

인쇄 제본 | 프로아트

ISBN : 979-11-956781-9-8

값 27,000원

• 이 책의 전부 또는 일부 내용을 재사용하려면 사전에 저작권자와 도서출판 뇌미인의 동의를 받으셔야 합니다.